AF595601

Rita Prat Caballol

MANUAL BÁSICO DE LOS EFECTOS TÓXICOS DE LAS VACUNAS COVID

ediciones | **la tempestad**

Manual básico de los efectos tóxicos de las vacunas COVID

Título original: *Manual bàsic dels efectes tòxics de les vacunes COVID*

Primera edición: octubre de 2023

Fotos de cubierta y contracubierta: Hospital Clínic de Barcelona (2020-23) y campaña del Ministerio de Sanidad de 2021.

Ediciones La Tempestad®
c/ Pujades, 6 - local 2
08005 Barcelona
Tel: 932 250 439
E-mail: info@llibresindex.com
www.edicionestempestad.com

ISBN: 978-84-7948-207-7

Contenido

Agradecer a Carlos de Amos y Dolors Ortíz
sus aportaciones y sugerencias

Abreviaturas

ADN: Ácido desoxirribonucleico
AEMPS: Agencia Española de Medicamentos y Productos Sanitarios
ARN: Ácido ribonucleico
ARNm: Ácido ribonucleico mensajero
CDC: Centros para el Control y la Prevención de Enfermedades (siglas en inglés)
CIE-10: Clasificación Internacional de Enfermedades (siglas en inglés)
Covid-19: Enfermedad causada por el SARS-CoV-2
ECDC: Centros Europeos para el Control y la Prevención de Enfermedades (siglas en inglés)
EMA: Agencia Europea del Medicamento (siglas en inglés)
EPI: Equipos de Protección Individual
EUA: Estados Unidos de América
FDA: Administración de Alimentos y Medicamentos (siglas en inglés)
GAVI: Alianza Mundial para la Vacunación y la Inmunización (siglas en inglés)
HIV: Virus de la Inmunodeficiencia Adquirida
IQF: Industria Químico Farmacéutica
MERS-CoV: Síndrome Respiratorio de Medio Oriente (siglas en inglés)
OMS: Organización Mundial de la Salud
PCR: Reacción en Cadena de la Polimerasa (siglas en inglés)
PDF: Formato de documento portátil (siglas en inglés)
PT: Término preferencial (siglas en inglés)

SARS-CoV: Síndrome Respiratorio Severo Agudo por coronavirus (siglas en inglés)
SARS-CoV-2: Síndrome Respiratorio Severo Agudo por coronavirus 2 (siglas en inglés)
SOC: Clasificación de Órganos según el Sistema internacional (siglas en inglés).
UCI: Unidades de cuidados intensivos
UE: Unión Europea
UNESCO: Organización de las Naciones Unidas para la Educación, la Ciencia y la Cultura (siglas en inglés)
UNICEF: Fondo de las Naciones Unidas para la Infancia (siglas en inglés)

Manual de uso

El diccionario de efectos tóxicos remite a los informes de las vacunas de las compañías farmacéuticas —Pfizer, Moderna, AstraZeneca y Janssen— que declararon haber detectado en los ensayos clínicos, y a las notificaciones que ha realizado la población a *posteriori* de las inoculaciones.

El anexo II contiene un listado mucho más completo de los reportes de la ciudadanía que no aparecen y complementan el Diccionario.

Nota: Los enlaces de las páginas web que aparecen a lo largo del libro han sido revisados y estaban en funcionamiento el día 5 de noviembre de 2023.

Diccionario de los efectos tóxicos

E

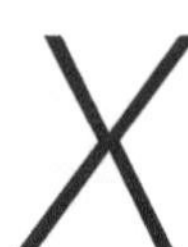

Un recuerdo a las miles de personas muertas
y lastimadas por este terrible error de las inoculaciones
experimentales de la Covid-19

Para que no suceda nunca más

Introducción

Muchas veces he deseado que este trabajo, por su propio bien y por los grandes problemas que implica, hubiera estado en manos más competentes y menos ocupadas, pero los resultados de todas las investigaciones sobre los efectos de la vacunación generan la ferviente esperanza de que, al menos, puedan promover la indagación, inducir una consideración imparcial y determinar la verdad sobre una cuestión tan importante que afecta a la salud pública.

J.T. Biggs, miembro del Consejo Municipal de Leicester y su Comisión de Salud durante más de 22 años, (1912)
(Citado en Humphries & Bystrianyk, 2015)

Para entender lo que estamos viviendo desde marzo de 2020 (aunque arranca mucho antes), se va exponer de forma muy resumida algunos de los aspectos más importantes sin los cuales nada hubiera sucedido de la forma en que lo ha hecho[1].

Lo primero es conocer quiénes manejan los hilos en el campo de la salud y la enfermedad. Son muchos: veamos de forma muy breve los principales. Las directrices en las principales políticas sanitarias no se toman local ni siquiera nacionalmente. Quien las decide es la OMS, y se trasladan y adaptan en cada contexto geográfico. La OMS tiene dos fuentes de financiación. Una es la que recibe de los estados que la integran. La otra son las contribuciones de otros asociados: fundaciones filantrópicas (entre ellas destaca la

1 Están más desarrollados y con más datos en Prat (2023).

Fundación Bill & Melinda Gates), la Fundación GAVI, el National Philanthropic Trust, la Rotary International o el Banco Mundial, además de empresas e industrias privadas. La financiación de los estados sólo cubre el 18% de su presupuesto; por tanto, el de las fuentes privadas el 82%[2]. Lo cual quiere decir que procede de grupos de interés. Si la financiación depende de bolsillos privados, difícilmente puede ser una organización pública que su objetivo sea el bien social. Actualmente su secretario general es el biólogo Tedros Adhanom Ghebreyesus[3].

Durante todo este tiempo, y de forma insistente, hemos visto que la OMS continuamente dicta qué hacer o no hacer: llevar mascarillas, hacer test PCR, las dosis de vacunas que hay que ponerse, etc. Por tanto, incide sobre las políticas de los estados y sobre todos nosotros. Además, lo ha hecho con contradicciones, un día afirma un asunto y otro lo desmiente. Hasta ahora dicha organización ha presionado en que nos debíamos poner varias dosis de la vacuna Covid-19. Pero en octubre de 2023, mientras los gobiernos insisten en que las personas se vuelvan a vacunar, la OMS aconseja una sola dosis[4]. Lo cual es una forma más de crear confusión.

Otros centros influyentes son los CDC. Son una agencia del Departamento de Salud y Servicios Humanos de EUA. Según ellos su objetivo es la prevención y control de las enfermedades, la salud ambiental y la realización de actividades para promover la educación en la salud. Además de recibir financiación del gobierno federal, la reciben de las industrias y empresas privadas[5]. Europa también tiene sus CDC; son los

---

2 https://www.who.int/es/about/funding

3 Robert F. Kennedy (2021) explica que Tedros fue nombrado a dedo por Bill Gates en 2017.

4 https://www.infobae.com/espana/2023/10/04/la-oms-cambia-sus-recomendaciones-de-vacunacion-contra-el-covid-19-y-asegura-ahora-que-una-sola-dosis-es-suficiente/

5 https://www.cdcfoundation.org/partner-list/corporations

ECDC. Asimismo, los tiene China: los Chinese Center for Disease Control and Prevention.

Otra organización que tiene un papel estacado es la Fundación GAVI. Se autodefinen como "un asociado de los sectores público/privado que tiene el compromiso de salvar las vidas de los niños y proteger la salud de las personas a través de la utilización extensiva de las vacunas"[6]. Entre sus miembros integrantes están los gobiernos de países industrializados y "subdesarrollados", fabricantes de vacunas "emergentes" y otras ya establecidas, organizaciones no gubernamentales, institutos de salud pública y de investigación, la OMS, la UNICEF, el Banco Mundial y la Fundación Bill & Melinda Gates. Su lema es "la vacunación, una inversión para la vida".

La Fundación Bill & Melinda Gates es la institución privada más grande del mundo de esta clase. La dirige Bill Gates y su esposa Melinda, tiene la sede en la ciudad de Seattle, cuenta con casi 1.800 empleados y tiene representación en 134 países[7]. Se autodefinen como filantrópicos, y según ellos, su objetivo es unir el sector privado con el público para minimizar el agujero que consideran que existe entre ambos. Centran su actividad en dos puntos. Uno es que las vacunas lleguen a las personas de todos los países, y de forma prioritaria a los niños para "hacerles la vida más fácil". El otro, que están interesados en los programas de educación y de desarrollo agrícola.

Otro aspecto importante es que, en los inicios de la denominada gripe A (en 2009), la OMS cambió la definición de pandemia. Con la antigua tenía que haber muchas personas afectadas de gravedad y que fuera en muchos países para declararla. Con la nueva definición ya no es necesario que sea así, sino que sólo debe haber afectados en varios países, independientemente del número y de la gravedad.

---

6 https://www.gavi.org/programmes-impact

7 https://www.gatesfoundation.org/

Este cambio de definición permitió a la OMS que el día 11 de marzo de 2020 pudiera declarar la Covid-19 como pandemia mundial. Según decía su director, por los alarmantes niveles de propagación y gravedad que estaban ocurriendo. Sin embargo, en este momento se contabilizaban 118.000 casos en 114 países y 4.291 muertes[8,9]. Los cuales correspondían prácticamente todos a la República Popular China, y apenas había en otros países. Esto representa un número irrisorio e insignificante sobre la población mundial de 7.900.000.000 de habitantes. Sólo este hecho debería haber encendido las alarmas de una parte importante de la población, en especial quienes se dedican a la salud pública, y formular preguntas a los responsables sanitarios y políticos.

Otro aspecto es la rapidez con que se editaron los primeros artículos sobre el supuesto SARS-CoV-2. Na Zhu *et al.* (2020) publicaron su trabajo en la revista *The New England Journal of Medicine* en que afirman haberlo aislado y secuenciado. Este trabajo fue revisado y publicado en sólo tres o cuatro días, cuando suele tardar semanas o meses. Esta premura generó dudas en muchos científicos.

La misma premura hubo con el que se ha conocido como informe de "Corman-Drosten" (por sus dos autores principales). En este trabajo se han basado todos los protocolos de las PCR. El artículo de Corman *et al.* (2020) fue publicado en *Eurosurveillance* en un tiempo récord de 2-3 días. Drosten es un virólogo alemán que ha asesorado al gobierno de dicho país y a la Comisión Europea, y fue el principal impulsor de este informe y de las pruebas PCR. Muchos autores solicitaron una revisión, entre ellos un grupo de veintidós prestigiosos científicos independientes del campo médico y biológico en noviembre de 2020 —es conocido como "corman-drostenre-

---

8 https://www.paho.org/es/noticias/11-3-2020-oms-caracteriza-covid-19-como-pandemia

9 Cronología de la respuesta de la OMS a la COVID-19 (who.int)

view"—. En el exponían los puntos que consideraban contradictorios y los conflictos de intereses de sus participantes, sin que tuvieran respuesta.

Otro hecho relevante es que en octubre de 2019 se celebró el "Evento 201"[10]. Se trató de un simulacro de una supuesta pandemia de alcance mundial. Tenía el origen en Brasil, y se expandía rápidamente por todo el mundo con millones de afectados. Participaron representantes de los gobiernos, de la sanidad, de los negocios —como el Foro Económico Mundial, cuyo presidente es Klaus Schwab—, la Fundación Bill & Melinda Gates y el Centro de Seguridad de la Universidad Johns Hopkins. Tal como vemos, la mayoría pertenecen al ámbito privado. Además, dicha universidad, desde el mismo momento de declararse la pandemia, tenía disponible una página web para el recuento en tiempo real de los afectados y muertes por Covid-19 en todos los países. El evento concluyó con unas recomendaciones a los gobiernos, empresas, organizaciones internacionales e industrias. Se les instaba a trabajar juntos para contener y mitigar los daños que provocaría la pandemia. Y, a las pocas semanas se declaraba la pandemia.

Otro aspecto clave son las pruebas de los test PCR. Sin ellos la pandemia no se hubiera sostenido de la forma que lo hizo. Pero lo que se sabe poco es que estas pruebas han sido controvertidas. Su inventor fue Kary Mullis (murió en octubre de 2019), recibiendo por ello el premio Nobel en 1993. Se emplearon para la detección del HIV, y ya entonces defendió con contundencia que sólo son válidas para fines de investigación, y que no sirven para detectar ningún virus, ni para el diagnóstico de una enfermedad o determinar que una persona esté enferma. Muchos más científicos han defendido los mismos argumentos que Mullis. Además, las pruebas

---

10 https://diario16.com/el-simulacro-evento-201-y-las-recomendaciones-que-daban-los-expertos-en-octubre-de-2019-ante-una-pandemia-global/

PCR detectan unos doscientos nucleótidos (el genoma vírico contiene unos 30.000). Es decir, sólo detectarían una parte que no llegaría al 1%. Asimismo, los reactivos de las PCR son compatibles con las secuencias de otros coronavirus y del genoma humano, o dar positivo a otras sustancias orgánicas[11].

Además, estas pruebas se pueden realizar con diferente número de ciclos. Si es un número bajo (alrededor de 25) detectarían menos positivos, y un número alto (más de 35 ciclos) detectarían más. Sin embargo, no se sabe a qué número se hacen en cada momento, o si se cambian según intereses. Esto lo reconoce el Ministerio de Sanidad español[12] en un documento que hizo público la Asociación Liberum.

Aún hay otro aspecto importante. Y es que, en varios países se ha solicitado a los gobiernos las pruebas de aislamiento del virus SARS-CoV-2. En España la Asociación Liberum la solicitó formalmente y la respuesta textual fue: "El Ministerio de Sanidad no dispone de cultivo SARS-CoV-2 para ensayos, y no tiene un registro de los laboratorios con capacidad de cultivo y aislamiento para ensayos"[13]. Esta afirmación está en consonancia con lo que defendieron muchos científicos sobre sus dudas acerca del aislamiento del virus.

Esta respuesta debiera de haber encendido todas las alarmas, en especial entre los científicos. Pero no fue así. Es más, se ocultó desde el momento que no salió a la luz. Si el Ministerio responde con esta afirmación hemos de suponer que es cierta. Entonces, ¿dónde está el debate científico? ¿Dónde está la ciencia que tanto se apela? ¿Por qué no ha trascendido a la población, quienes lo han evitado y con qué intereses? ¿Cómo se pueden hacer los test sin un registro y aislamiento del virus?

---

11 https://www.brightworkresearch.com/how-tanzanias-magufuli-figured-out-the-prc-test-is-fake/

12 https://drive.google.com/file/d/166TuHyHYac-NPBjtslg75rqZ2-lKolvN/view?usp=drivesdk

13 Ibid

Para más información sobre las inconsistencias de las PCR se puede consultar la exposición del médico J. Pradillo[14]. Asimismo, el libro de J. Subirà (2021) *Por qué la Covid-19 no pudo ser responsable de la pandemia.*

Hay otro aspecto importante —y muy significativo—, y es que para mantener la supuesta pandemia han sido imprescindibles las mascarillas. Se ha inducido la "creencia" que nos protegen de las partículas virales. Pero no se ha explicado que los estudios científicos no pueden concluir su eficacia. Su uso para las partículas virales de la gripe ya se había puesto en entredicho. Cabe destacar el trabajo de metaanálisis de Jefferson *et al.* (2020), que defiende que los datos que aportan la mayoría de los trabajos no son concluyentes, no pueden afirmar que sean útiles, la protección es deficiente y no tienen en cuenta los efectos secundarios. Bundgaard *et al.* (2021) en un estudio en Dinamarca para el SARS-CoV-2, llegan a unas conclusiones parecidas.

Además, sabemos que el tamaño de las partículas virales es extremadamente pequeño, pues pueden atravesar los poros de todas las mascarillas. Asimismo, no se ajustan de forma hermética a la cara, dejando pasar el aire. Pero sí que tiene sentido llevarlas en algunos espacios hospitalarios, por ejemplo, un quirófano, ya que nos protegen de las gotitas macroscópicas que exhalamos al hablar, toser o estornudar. Por tanto, sin evidencia científica se ha "obligado" a la población a llevarla. La función que sí que han cumplido ha sido la de discordia, y que entre nosotros nos controláramos. Aún más, nos dijeron que nos protegían del virus de la gripe, pero no del de la Covid-19, cuando ambas partículas virales tienen el mismo tamaño.

Hay otra cuestión, el campo de la virología está siendo cuestionado desde hace años. Los biólogos defienden que los virus son partículas inertes que contienen información del

14 https://youtu.be/-AsFjP0ot94

código ADN o ARN. La posición oficial afirma que para replicarse necesitan "infectar" una célula, y es entonces cuando nos enferman. Pero hay otra corriente de biólogos que se conocen cómo la "nueva biología" que propone tesis muy distintas. Señalan que los virus no son los causantes de las enfermedades, y que nunca se ha podido demostrar experimentalmente que sea así. Sostienen que estas partículas forman parte de la vida, y que nos ayudan a adaptarnos y comunicarnos con el entorno. En este grupo están Stefan Lanka, Máximo Sandín (2006), Andrew Kaufman o "Biólogos por la Verdad"[15], entre otros. En este sentido, Cowan & Morell (2020) en el *The Contagion Myth* apuntan el papel que tienen todos los tóxicos, y que no serían los virus quienes nos enferman.

Otra cuestión es el papel de los grandes medios de comunicación. Se les conoce como el cuarto poder por la gran influencia social que ejercen. Su objetivo es el beneficio de los grandes lobbies, que son quienes los financian y controlan (en especial los dos grandes fondos de inversión: *Vanguard Group y BlackRock*). Los medios han jugado un rol clave en toda esta crisis de la Covid-19. En todos ha dominado un discurso único e idéntico. No ha habido pluralidad, ya que desde el primer momento se silenciaron y anularon las voces de prestigio que eran críticas con las medidas que se estaban tomando.

Desde los inicios, ya en febrero de 2020, las noticias eran todas y en todo momento dramáticas, y el lenguaje sobrecogedor. No se hablaba de otro tema que no fuera del Covid-19, sin un momento de tregua. Se remarcaba el número de contagios, de enfermos, de muertes, las camas de los hospitales ocupadas (en especial de UCI), o que faltarían respiradores. Y se acompañaba de imágenes impactantes que reforzaban el discurso: profesionales con trajes aparatosos (EPI), camas de UCI con enfermos intubados y llenos de cables o ambulancias. Y la más impactante: la imagen del virus por todas partes.

---

15 https://biologosporlaverdad.es/informes-y-articulos-bxv/

También se reforzaban algunas palabras o aprendimos nuevas: el nuevo lenguaje o *neolengua* en palabras de Orwell *(1984)*. Algunas son: SARS-CoV-2, pandemia desbocada, extrema gravedad, diseminación, protocolos, expertos, emergencia, crisis sanitaria, alerta, onda expansiva, derrotar al virus, esfuerzo titánico, incidencia acumulada, rebrote, aplanar la curva, escalada o infectólogos. Todas estas palabras repetidas (una y otra vez) sin pausa apelan a nuestro cerebro más primitivo, con lo cual dejamos de razonar. El lenguaje de miedo y de terror constante, no invita a la serenidad, a la paz ni al debate; todo lo contrario.

Cuando el discurso es único y no se da voz a otras opiniones, no estamos hablando de información sino de "propaganda" al más puro estilo goebbeliano. Y en una sociedad confusa, la manipulación llega a extremos no sospechados en que se llega a afirmar que se está luchando contra una enfermedad que aún no existe[16].

Otra cuestión para ayudar a entender lo que ha sucedido, es que en los últimos años la OMS ha declarado varias pandemias: SARS-CoV o gripe aviar (2002-2003); gripe A (2009-2010); MERS-CoV (2012 y 2015), también la enfermedad de las vacas locas y el zika. Y lo hace siempre prediciendo cifras alarmantes de afectados y muertes, que, afortunadamente, no se cumplen.

En las primeras semanas de declararse la pandemia ya salieron estudios alertando que la mortalidad no era tal como la explicaban los medios de comunicación, sino que era similar a la de los años anteriores y a la esperanza de vida (Onder *et al.* 2020) en Italia. El reputado epidemiólogo John Ioannidis alertó el 17 de marzo que se estaban tomando decisiones

16 https://www.20minutos.es/noticia/5163084/0/un-paso-por-delante-cientificos-varios-paises-luchan-contra-enfermedad-x-aunque-todavia-no-existe/

sin disponer de datos fiables[17]. Más tarde, Ioannidis (2021) publicó artículos con datos sobre estudios en varios países (entre ellos España), que corroboraban las sospechas iniciales que la letalidad era mucho menor de lo que se predijo.

En cuanto a la mortalidad, la siguiente tabla [figura 1] nos muestra los datos de España y Cataluña entre los años 2002 y 2022. En ella observamos oscilaciones y que en el año 2003 fue un 17,2% superior al año 2002. Y en el año 2020 un 17,9% superior al 2019. En 2003 nadie se enteró; en cambio, en 2020 se nos "encerró" antes de suceder. Además, hay otros hechos preocupantes, por ejemplo, en una página web de la Generalitat de Catalunya (de forma poco clara) se cambiaron cifras de mortalidad de finales de 2019 dos años más tarde (a finales de 2021), sin que saliera a la luz (Prat, 2023).

	España	**Incremento porcentual**	**Cataluña**	**Incremento porcentual**
2022	465.730	4,86%	70.443	1,32%
2021	444.113	-10%	69.523	-12,8%
2020	493.776	17,9%	79.784	23,6%
2019	418.680	-2,1%	64.547	-2,1%
2018	428.011	1,3%	65.939	0,6%
2017	422.163	3,1%	65.509	4,5%
2016	409.374	-3,2%	62.649	-2,6%
2015	423.020	6,9%	64.336	5,9%
2014	395.664	1,8%	60.730	0,8%
2013	388.469	-3,8%	60.210	-3,4%
2012	403.946	3,9%	62.373	4,7%
2011	388.819	1,4%	59.576	0,8%
2010	383.426	0,1%	59.057	-0,9%
2009	383.010	-0,6%	59.631	0,2%

17 In the coronavirus pandemic, we're making decisions without reliable data (statnews.com)

2008	385.493	-0,3%	59.474	0,2%
2007	386.893	3,8%	59.312	3,6%
2006	372.636	-0,2%	57.227	-6,8%
2005	373.393	0,2%	61.409	7,6%
2004	372.569	-3%	57.051	-4,9%
2003	384.188	17,2%	60.037	4,9%
2002	327.640	-1,8%	57.234	2,6%

Figura 1. Mortalidad anual en España y Cataluña (2002-2022).[18]

El siguiente gráfico [figura 2], nos muestra la mortalidad en Europa entre mitades de 2018 y de 2023. También observamos que tiene oscilaciones (no es lineal). Vemos que en el invierno del 2017-2018 es mayor. En el inicio de la Covid-19, vemos una curva alta en marzo y abril de 2020, que afectó a sólo algunos de Europa, entre ellos España, Italia o Francia. A finales de 2020 hay otro aumento que corresponde a otra oleada, en esta ocasión se vieron más afectados países que no lo habían estado en la primera ola. Asimismo, vemos que en los años 2021 y 2022 la mortalidad se mantiene alta, aunque ligeramente inferior a 2020. Durante estos años hubo las vacunaciones masivas, con las reacciones adversas que veremos en los siguientes apartados.

Desde el primer momento los datos mostraban que no estábamos en una pandemia, y mucho menos mundialmente. Hubo más mortalidad en unas semanas muy concretas (segunda quincena de marzo y primera de abril) en el Estado español y en algunos otros países de Europa. Pero no era lo que sucedía en todo el mundo. En muchos países, tanto de Europa como de otros continentes (especialmente en África), no hubo

---

18 https://www.sanidad.gob.es/estadEstudios/estadisticas/docs/indNacDefunciones/2023_Defunciones_08.pdf.
Idescat. Estadística de defuncions. Defuncions segons sexe. Catalunya

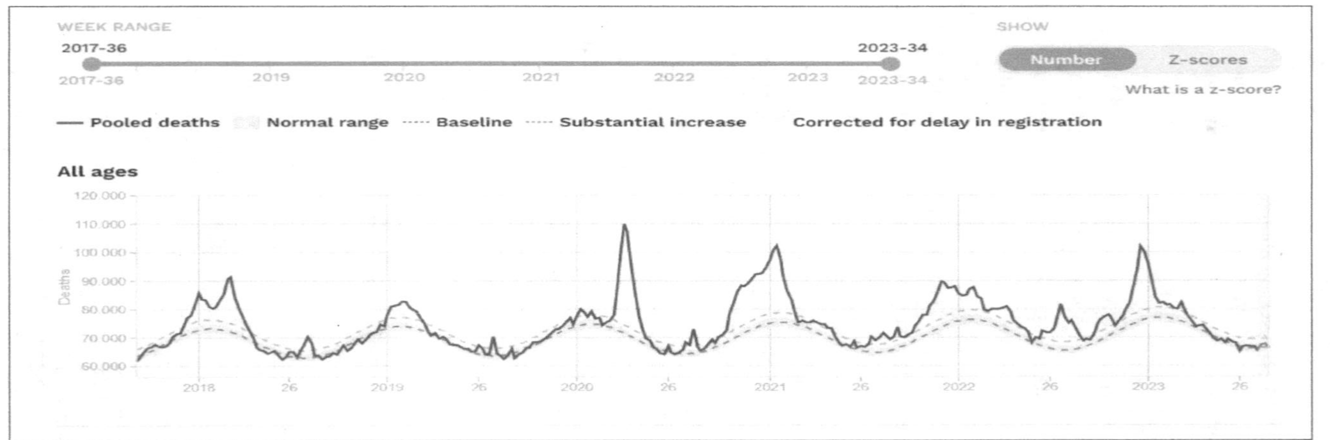

Figura 2. Gráfico de la mortalidad en Europa (agosto de 2018 y agosto de 2023).
Fuente: https://www.euromomo.eu/graphs-and-maps

aumento de mortalidad o fue insignificante. No obstante, eso no era lo que contaban los medios de comunicación, que presentaban un panorama mundial catastrófico.

En esta página web[19] sobre mortalidad, observamos su evolución en una gran parte de países del mundo en los últimos años. Y se observa que en una gran mayoría no hubo aumento en 2020, en cambio sí que lo hubo en los años 2021 y 2022. Rancourt *et al.* (2023) en un trabajo sobre la mortalidad en 17 países del hemisferio sur, también muestran que el incremento se dio en los años 2021 y 2022. Es decir, los dos trabajos coinciden que el aumento de mortalidad más importante sucede después de, precisamente, haber empezado las vacunaciones masivas. Asimismo, los dos trabajos muestran que tiende a disminuir en el 2023, precisamente, cuando hay menos vacunaciones. De igual manera, esta tendencia a la baja se observa en la página de Euromomo en el gráfico anterior [figura 2].

Otra cuestión es que la OMS en marzo de 2020 introdujo dos nuevos códigos de enfermedad a la CIE-10: "Covid-19 virus identificado" y "Covid-19 virus no identificado (sospechoso)". Esto, junto con que los síntomas de la Covid-19 no estaban bien definidos ni los criterios eran comunes, hizo que cualquier problema fuera susceptible de ser calificado de covid-19. Es decir, con sólo tener tos o fiebre, se podía hacer un diagnóstico (poner una etiqueta) de Covid-19.

Así, con sólo dar positivo a un test polémico, se pudo etiquetar de Covid en muchos casos que la muerte fue por otra causa, por ejemplo, un accidente o un suicidio. La prioridad era el test positivo se ha reconocido en muchos países que las cifras de mortalidad atribuidas a la Covid se exageraron, pero esto no trascendió a la población ni a muchos profesionales. De modo que, el incremento real por la supuesta Covid-19 fue mucho menor del que barajaron las cifras oficiales y que han repetido los discursos de los medios de comunicación.

---

19 https://www.mortality.watch/heatmap

Hay otro aspecto y es que en marzo de 2020 desapareció de un plumazo la gripe (y demás enfermedades) y apareció la Covid-19 con los mismos síntomas. ¿Es posible que de golpe desaparezca una enfermedad y aparezca otra "etiquetada" como nueva con los mismos síntomas?

El contexto de terror generalizado, la gripe o resfriado redefinidos, los tratamientos contraproducentes, los confinamientos en que muchos ancianos (con una salud muy débil) se sintieron abandonados y con extrema soledad (y muchos sin ayuda para sus cuidados). Junto con la manipulación y guerra mental de los medios de comunicación —que no cesaba durante las veinticuatro horas—, pregonando que había un virus mortal que nos amenazaba y atacaba (en especial a los mayores) fueron las principales causas de muerte. Y esto afectó, y tuvo sus consecuencias en hospitales, residencias y domicilios. Esta situación perjudicó a toda la población. Pero diezmó de tal forma a algunos ciudadanos y profesionales, que aún les sigue afectando con sólo oír las palabras pandemia o virus, y vuelven al uso de la mascarilla. Otros nunca han dejado de utilizarla. ¿Nos hemos preguntado que sin mascarillas ni PCR en qué hubiéramos notado que había una pandemia?

Hay otro aspecto que va más allá de toda esta crisis y que sin el cual no se puede entender la situación actual. Se trata de las relaciones de la IQF y las empresas tecnológicas con los sistemas sanitarios y sus influencias en las políticas sanitarias. Asimismo, las relaciones que tienen con los colegios profesionales y las academias de ciencias médicas, su papel en los congresos y las relaciones con los profesionales. Todos estos vínculos inciden en las políticas, beneficiando el lucro de la IQF. Son muchos los autores que lo han denunciado, unos ejemplos son Blech, 2005; García-Blanca, 2009; Jara, 2007, 2011; Radden Keefe 2021; Català, 2022; Kennedy 2022.

Asimismo (y relacionado con el punto anterior), hay que recordar el papel que juega la IQF en la financiación de los ensayos en el campo clínico-hospitalario. Ello hace que pueda incidir en el rigor, en la fiabilidad, que presenten inconsistentes, estén sesgados, exagerados o que sus resultados sean engañosos. Por tanto, que no puedan ser concluyentes. Existe mucha bibliografía al respecto: Ioannidis, 2005, 2014, 2016; Horton, 2015; Gotzsche, 2014, 2016; Kennedy, 2022. Gérvas apunta que el 85% del presupuesto destinado a la investigación médica puede ser pura malversación[20].

El campo de las vacunas tampoco está exento de polémica ya desde el siglo XVIII. Aunque se silencia a la población en todos los medios y por todos los medios. Cuando se empezó a vacunar masivamente a los niños (en la década de 1960) las enfermedades contra las que se vacunaba habían descendido a un nivel muy bajo, o casi desparecido. En España estos datos se pueden consultar en un informe del Instituto Carlos III[21].

Lo que había mejorado eran los aspectos sociales como las condiciones de higiene y de alimentación. Lo que se denuncia es que las vacunas no sólo no han contribuido a mejorar la salud, sino que han creado nuevos problemas con los tóxicos que llevan, y también se cuestionan los ensayos en este campo (de la misma manera que en otros muchos). Asimismo, que algunas enfermedades se han redefinido, es decir, no han desaparecido, sólo han cambiado de nombre. En algunos lugares (EUA y el Reino Unido), en el siglo XIX y principios del XX la vacunación contra algunas enfermedades fue obligatoria. No obstante, la población seguía muriendo de la enfermedad que se veía obligada a vacunarse (y a veces morían más los vacunados que los no vacunados). Hay mucha bibliografía: Costa y García, 2015; Kennedy, 2022; Humphries y Bystrianyk, 2015, entre otros. También documentales[22].

Durante este tiempo (aunque esto ya viene sucediendo desde mucho antes) se han silenciado todas las voces de los

---

20 https://www.espaciosanitario.com/opinion/el-mirador/la-medicina-como-ciencia-menos-arrogancia-que-tiene-poca-ciencia_1144444_102.html.

21 SALUD 003-007 (isciii.es)

22 https://unadosisderealidad.es/

científicos que clamaban un debate plural y riguroso. Ni se ha dado visibilidad a los artículos científicos que llegaban a conclusiones muy distintas, y que daban argumentos sólidos en que las vacunas no son necesarias para la salud de la población, sino todo lo contrario. Y en lugar de debatir con respeto y serenidad, se menospreció la ciencia y se decretaron los confinamientos, se vulneraron leyes (nacionales e internacionales), y se ha llevado a la pobreza y a la desesperación a una parte importante de la población. Y se nos coaccionó a vacunarnos, rozando el *apartheid* con el Pasaporte Covid o pase sanitario. Y cuando se coacciona de la manera que se hizo, no es otra cosa que el uso de la violencia encubierta. Lo cual hace pensar que detrás de dichas vacunaciones hay un interés no manifestado. Y que no es, precisamente, sanitario; sino que obedece a otras razones. Además, se nos ha instigado a la obediencia ciega a las "autoridades y expertos"; que no pensemos y no cuestionemos nada. Sólo a que obedezcamos.

Y, en las políticas que se dictaron desde el primer momento y a lo largo de estos años han participado los gobiernos de prácticamente todo el mundo y de todos los colores. En el anexo I constan los políticos que durante estos años han estado al mando de las políticas de sanidad en el gobierno de España y en las comunidades autónomas.

Todo esto no se hubiera podido llevar a cabo sin tener en cuenta otros aspectos. La lingüista Carme Jiménez Huertas (2019) señala que los humanos estamos hechos de lenguaje, por tanto la importancia que tiene sobre nosotros —antes hemos visto el discurso continuo y lacerante de los medios de comunicación—. Asimismo, explica cómo las élites lo utilizan para manipularnos e imponer sus intereses, y que obedezcamos sin ser conscientes. Señala tres élites influyentes y de prestigio que manejan el discurso público: los políticos, los periodistas y los profesores universitarios.

El filósofo Jordi Pigem, en *Pandemia y posverdad* (2022) plantea los elementos que han permitido las condiciones necesarias para llegar a la situación actual, que estemos desorientados y no sepamos discernir entre lo que es verdad y mentira. Señala que han contribuido factores como la distracción fácil y superficial, el tecnocapitalismo que se basa en el control material, de nuestra mente y de nuestra atención o el aburrimiento de una vida sin sentido en la cultura occidental. Ello enturbia la capacidad crítica por el miedo externo y la incapacidad para discernir entre lo verdadero y lo falso. En palabras de Pigem, ha sido determinante "que en este mundo tecnocrático se mantiene la ciencia que sirve directamente al poder". Por tanto, la verdad se ha convertido en una amenaza; también la verdad científica.

Por último, decir que este trabajo no fue iniciativa mía. Cuando se me propuso, la primera reacción fue decir que no. Estaba cansada de la situación de "psicosis" que vivimos —de las sinrazones, sinsentidos, absurdidades, exageraciones y falsedades que vienen de todos lados—. Necesitaba alejarme. No obstante, al pensarlo y consultar las fichas técnicas de las vacunas de las compañías farmacéuticas en la página del Ministerio de Sanidad, encontré algunos aspectos que me llamaron la atención. El primer documento PDF que abrí fue el de Pfizer: la sorpresa fue que se trataba de un documento de 306 páginas escrito en griego —un par de semanas más tarde ya estaba en español—. Asimismo, observé que las fichas técnicas de todas las farmacéuticas presentaban una similitud tan alta que me causó desconcierto y muchos interrogantes. Esto me avivó el interés, llevándome a aceptar la propuesta. A lo largo del trabajo iremos desgranando estas y otras cuestiones.

Este trabajo se va a centrar en tres aspectos básicamente: 1) Lo que explica la página del Ministerio de Sanidad y lo que explican las fichas técnicas de las compañías farmacéuticas que han administrado las vacunas en España. 2) Los efectos adversos que ha notificado la población a lo largo de los años por todas las causas: medicamentos, vacunas y prácticas médicas. 3) Los efectos adversos que se han notificado por las vacunas Covid-19, y se detallan cuáles se han reportado.

1. Las vacunas Covid-19

Tipos como Fauci se suben ahí y empiezan a hablar y te das cuenta que no sabe absolutamente de nada, y se lo diría a la cara. Nada. El hombre cree que puedes tomar una muestra de sangre y meterla en un microscopio electrónico y si hay un virus ahí, lo sabrás... No entiende de microscopía electrónica y no entiende de medicina. Y no debería estar en la posición en la que está.

DR. KARY MULLIS, ganador del Premio Nobel de Química de 1993 por su invención de la técnica de la reacción en cadena de la polimerasa (PCR), de la entrevista con Gary Null, (1993).
(Citado en Kennedy, 2022)

Cómo funcionan las vacunas frente a la Covid-19

Sabemos que las vacunas que se han fabricado para la Covid-19 son diferentes a las clásicas que ha habido hasta ahora. Así lo reconoce el Ministerio de Sanidad de España: "ninguna vacuna previa de este tipo". Lo ilustra con la siguiente imagen [figura 3], y explica que:

> *Utilizan ARN diseñado por ingeniería genética que contiene las instrucciones para la producción de proteínas que desencadenen la respuesta inmune.*

En la página del Ministerio de sanidad se pueden consultar las fichas técnicas de todas las casas comerciales que han admi-

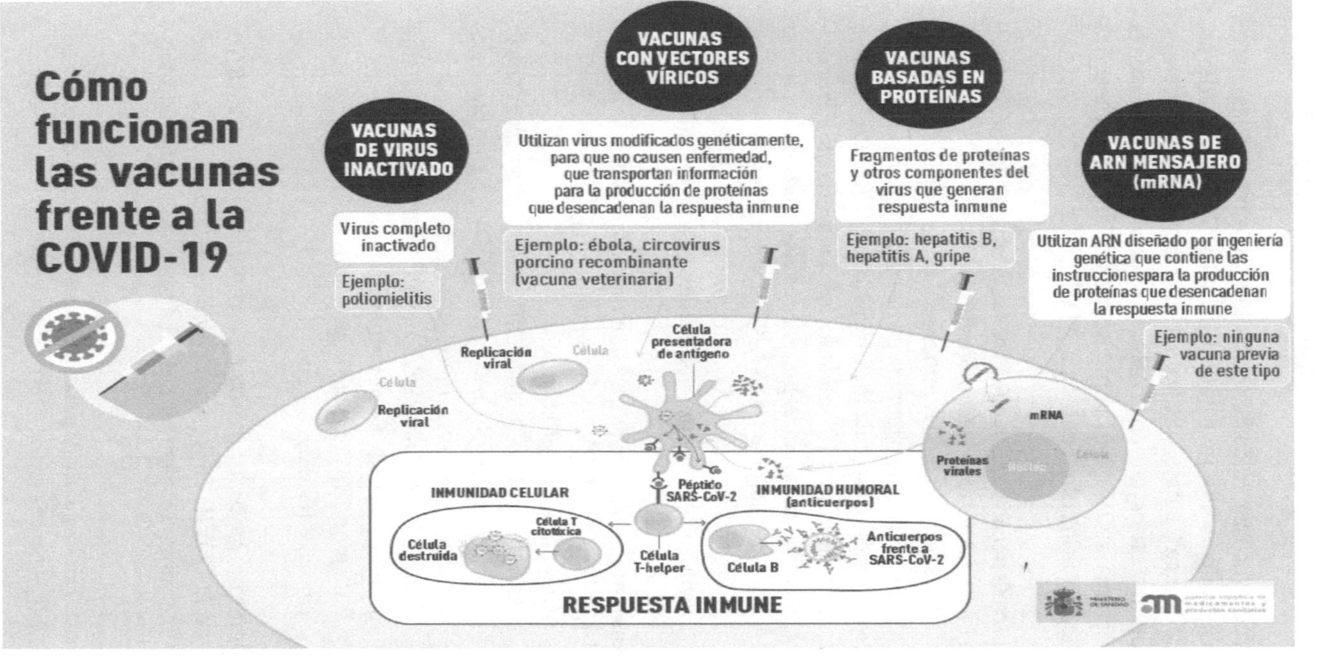

Figura 3. Cómo funcionan las vacunas Covid-19.

Fuente: https://www.sanidad.gob.es/areas/alertasEmergenciasSanitarias/alertasActuales/nCov/vacunaCovid19.htm

nistrado vacunas en España[23]. Nos centraremos en las cuatro que más dosis han inyectado: Pfizer/BioNTech, Moderna, AstraZeneca y Janssen. Se trata de dos tecnologías diferentes: Moderna y Pfizer utilizan la ARNm; y AstraZeneca y Janssen la de vectores. Todas explican que se trata de ingeniería genética o que han utilizado tecnología ADN.

➢ **AstraZeneca**: *Vaxzevria suspensión inyectable COVID-19 Vaccine (ChAdOx1-S [recombinante]):*

> *Una dosis (0,5 ml) contiene:*
> *Adenovirus de chimpancé que codifica para la glicoproteína de la espícula de SARS-CoV-2 (ChAdOx1-S)*, no menos de 2,5 × 10^8 unidades infecciosas (U inf.). Producido en líneas celulares procedentes de células embrionarias de riñón humano (HEK) 293 modificadas genéticamente y por tecnología de ADN recombinante. Este producto contiene organismos modificados genéticamente (OMG).*

➢ **Janssen:** *JCOVDEN, suspensión inyectable. Vacuna frente a COVID-19 (Ad26.COV2-S [recombinante])*

> *Una dosis (0,5 ml) contiene:*
> *Adenovirus tipo 26 que codifica la glucoproteína* de la espícula del SARS-CoV-2 (Ad26.COV2-S), no menos de 8,92 $\log_{10}$ unidades infecciosas (U. Inf.).*
> *Producido en líneas celulares PER.C6 TetR y mediante tecnología de ADN recombinante.*
> *Este producto contiene organismos modificados genéticamente (OMG).*

➢ **Moderna**: *Spikevax, dispersión inyectable. Vacuna de ARNm frente a la COVID-19 (con nucleósidos modificados).* Tiene tres presentaciones con distintas dosis. La primera es la más adminis-

---

23 https://www.vacunacovid.gob.es/preguntas-y-respuestas/cuales-son-las-contraindicaciones-de-la-vacuna-contra-el-covid-19

trada, las otras añaden un segundo componente: imelasomerán o davesomerán, y dicen que son para las nuevas variantes del virus.

> *Una dosis (0,5 ml) contiene 100 microgramos de elasomerán, una vacuna de ARNm frente a la COVID-19 (encapsulado en nanopartículas lipídicas). Elasomerán es un ARN mensajero (ARNm) monocatenario con caperuza en el extremo 5' producido mediante transcripción in vitro acelular a partir de los moldes de ADN correspondientes, que codifica la proteína de la espícula (S) viral del SARS-CoV-2 (original).*

➢ **Pfizer/BioNTech**: *Comirnaty 30 microgramos/dosis concentrado para dispersión inyectable. Vacuna de ARNm frente a COVID-19 (con nucleósidos modificados).* Tiene tres presentaciones con distintas dosis. La primera es la más administrada, las otras añaden un segundo componente: riltozinamerán o famtozinamerán, y especifica que son para las nuevas variantes del virus.

> *Una dosis (0,3 ml) contiene 30 microgramos de tozinamerán, una vacuna de ARNm frente a COVID-19 (encapsulado en nanopartículas lipídicas). El tozinamerán es un ARN mensajero (ARNm) monocatenario con caperuza en el extremo 5' producido mediante transcripción in vitro acelular a partir de los moldes de ADN correspondientes, que codifica la proteína de la espícula (S) viral del SARS-CoV-2.*

En resumen, las fichas técnicas reconocen que las vacunas: contienen a*denovirus de chimpancé*, son producidas *en líneas celulares procedentes de células embrionarias de riñón humano*, son productos *modificados genéticamente por tecnología de ADN*, contienen *organismos modificados genéticamente (OMG)*, están *encapsuladas en nanopartículas lipídicas* o que se trata de *ARN mensajero (ARNm)*.

Todas reconocen que codifican la proteína de la espícula del SARS-CoV-2 (la proteína o pico *spike*). Estos picos se colocarían en la membrana de la célula, con lo cual el cuerpo fabricaría los anticuerpos. Los fabricantes aseguraban que estaban diseñadas para que se quedaran en la zona de inyección (el músculo deltoides del brazo) y los anticuerpos circularían por todo el cuerpo. No obstante, parece ser que no es así, resultando que dos terceras partes se distribuyen por el cuerpo a través del torrente sanguíneo, siendo la causa de los problemas que han padecido las personas.

Se trata de una tecnología nueva y unos productos que no se habían utilizado y, "supuestamente", —supuestamente porque no sabemos desde cuándo se estaba preparando todo, recordemos el evento 201— desarrollados de forma precoz. Muchos autores han expresado graves dudas acerca de la toxicidad y de las consecuencias que pueden tener a corto, medio y largo plazo. Palmer *et al.* (2023) en una amplia recopilación de trabajos de investigación de prestigiosos autores en su campo, detallan los eventos perjudiciales que se han observado que tienen sobre el organismo. Científicos a los que no se les ha dado voz en ningún medio de comunicación. Aún peor: no ha habido debate científico.

Antes decíamos que la OMS había cambiado la definición de pandemia. Y lo mismo ha sucedido con la definición de vacuna. Si consultamos la Real Academia Española en su vigésima segunda edición en papel (2001) define por vacuna: "Virus o principio orgánico que convenientemente preparado se inocula a una persona o a un animal para preservarlos de una enfermedad determinada". En su edición digital en septiembre de 2022 la define como: "Preparado de antígenos que, aplicado a un organismo, provoca en él una respuesta de defensa"[24].

Si no hubiera cambiado nada, no tendría sentido cambiar la definición. Si se ha cambiado obedece a algún interés. La nueva encajaría mejor con los preparados que se están inyectando.

24 https://dle.rae.es/vacuno

Pero se ha hecho de forma sutil, dando a entender que es parecida a las que se han administrado siempre, ya que todavía tienen una fuerte aceptación social. Utilizar otro vocablo hubiera creado rechazo. En consecuencia, utilizando la palabra vacuna hará que lo haya menos y sean más aceptadas.

El proceso de desarrollo

El proceso de desarrollo de un nuevo fármaco (incluidas las vacunas) sabemos que es lento. Debe de superar una serie de fases desde que se inician los primeros pasos hasta que sale al mercado y se pueda administrar con las máximas garantías.

La siguiente imagen [figura 4] de la página del Ministerio de Sanidad de España nos muestra que se trata de cinco fases: la fase preclínica y cuatro de ensayos clínicos. La cuarta corresponde a cuando el producto ya se está administrando a la población y se hace un seguimiento. En estas fases se busca la dosis adecuada para todas las franjas de la población a la que va destinada, se evalúa su eficacia y seguridad, así como los efectos adversos a corto, medio y largo plazo. Y esto necesita sus tiempos.

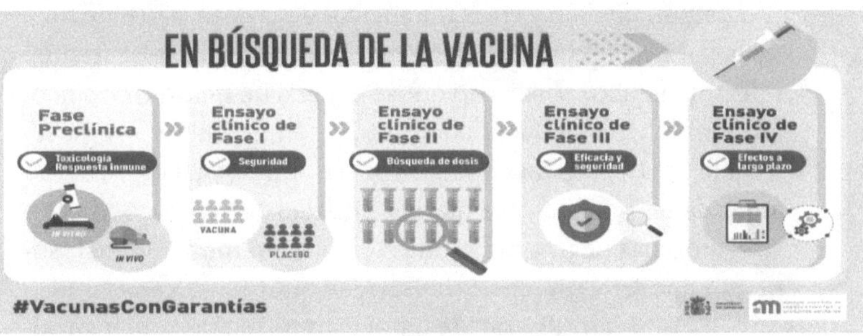

Figura 4. Fases en el desarrollo de una vacuna. Fuente[25].

25 https://www.sanidad.gob.es/areas/alertasEmergenciasSanitarias/alertasActuales/nCov/vacunaCovid19.htm

Estas fases la página del Ministerio de Sanidad las explica de esta forma:[26]

Ensayo clínico de Fase I, donde se comprueba inicialmente que el fármaco es seguro.

Ensayo clínico de Fase II, donde se empieza a comprobar si el fármaco funciona como se esperaba y se realiza una búsqueda de la dosis más adecuada y del intervalo entre dosis.

Ensayo clínico de Fase III, se verifican de forma robusta los aspectos de seguridad y eficacia del fármaco.

Ensayo clínico de Fase IV o estudios de seguimiento: se examinan los efectos a largo plazo una vez el medicamento se ha comercializado.

El desarrollo estándar de una vacuna es un proceso largo y los estudios se realizan en pasos secuenciales que suponen una media de entre cuatro y siete años. Pero el desarrollo de las vacunas frente a la COVID-19 se ha acelerado enormemente.

Todas estas fases requieren años de investigación y experimentación, suelen ser entre diez y quince (10 y 15). Es lo que siempre se ha asegurado. Y es lo que muchos profesionales (del campo médico y epidemiológico) defendían en los inicios de la supuesta pandemia (primavera de 2020). No obstante, mientras algunos afirmaban que se tardaría un mínimo de cinco años en tener una vacuna a punto y con garantías —y ya se trata de un tiempo mucho más corto—, otros, y en especial las autoridades políticas y sanitarias, insistían que en pocos meses se dispondría de una para toda la población mundial. Incluso decían que sería un regalo de Navidad que todos desearíamos.

Sin embargo, a pesar de barajar unos plazos muchísimo más cortos, todo se aceleró. La siguiente imagen [figura 5] nos

---

26 https://www.aemps.gob.es/la-aemps/ultima-informacion-de-la-aemps-acerca-del-covid%E2%80%9119/vacunas-contra-la-covid%E2%80%9119/desarrollo-de-vacunas/

explica que el desarrollo de una vacuna es de 38 meses: tres años y dos meses —cuando antes se aseguraba que era de entre diez y quince años—. Lo sorprendente, es que afirma que ahora en poco más de la mitad del tiempo: en veinte (20) meses ya se ha logrado. Y nos dice que la "reducción de tiempos" tiene las "mismas garantías y seguridad".

Pero, además, esta afirmación entra en flagrante contradicción consigo misma. Según afirma la OMS, el virus SARS-CoV-2 fue identificado el día 7 de enero de 2020 en China, y el día 12 del mismo mes compartió la secuencia genética del "nuevo coronavirus" con los otros países[27]. Aun en el supuesto que se empezara a trabajar desde aquel día para desarrollar una vacuna, se empezó a administrar en EUA y en Gran Bretaña a principios de diciembre de 2020, y en el resto de Europa a finales. Por lo cual, no son veinte meses ni tan solo diez, ya que, según esta imagen, la producción a gran escala se empezó alrededor del sexto mes de iniciarse la investigación —se entiende que al mismo que se estaba realizando la investigación clínica ya se estaban fabricando—. Y, la evaluación de la AEMA al octavo mes. Por lo tanto, no son ni diez meses. Tanto da. La cuestión es que se nos dice que en poco más de diez meses se ha conseguido una vacuna, cuando siempre había tardado años. Sólo esto debería disparar todas las dudas. Por tanto, por la extrema rapidez que ha prevalecido en todo el proceso, los efectos a medio y largo plazo (también a corto), obviamente, son imposibles de conocer y hacerse visibles con tan poco espacio de tiempo.

El argumento oficial es que en esta situación de urgencia todos han realizado un gran esfuerzo. Pero ¿quiénes son todos? ¿Las industrias y sus intereses? ¿Los gobiernos que obedecen a las industrias y a la OMS? Aun en el supuesto que fuera así, los tiempos (los meses y los años) no se pueden acortar. No

27 https://www.who.int/docs/default-source/coronaviruse/situation-reports/20200121-sitrep-1-2019-ncov.pdf

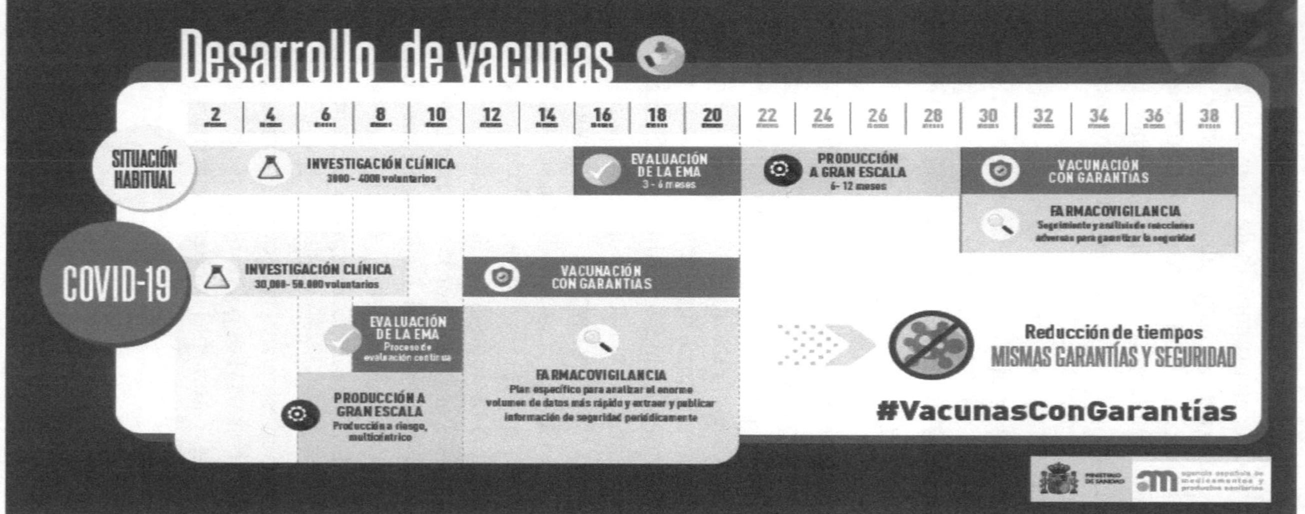

Figura 5. Duración del desarrollo de las vacunas.
Fuente: https://www.sanidad.gob.es/areas/alertasEmergenciasSanitarias/alertasActuales/nCov/vacunaCovid19.htm

podemos saber en pocos meses los efectos que puede tener un medicamento o vacuna en los siguientes diez o quince años o más. Esto encendió las alarmas de una parte de la población, pero debiera haberlas encendido de muchos más.

Y todo esto, aparte del debate de la necesidad de esta vacuna, y de todas las demás.

Autorización y contratos

Para que un medicamento pueda salir al mercado y administrarlo a la población, debe de seguir unos pasos de evaluación y comercialización que deberían ser muy estrictos. Y, una vez más, este proceso se ha llevado a cabo de forma precoz y con opacidad. En consecuencia, con serias sospechas sobre su rigor. La siguiente imagen [figura 6] de la misma página del ministerio muestra cuáles son.

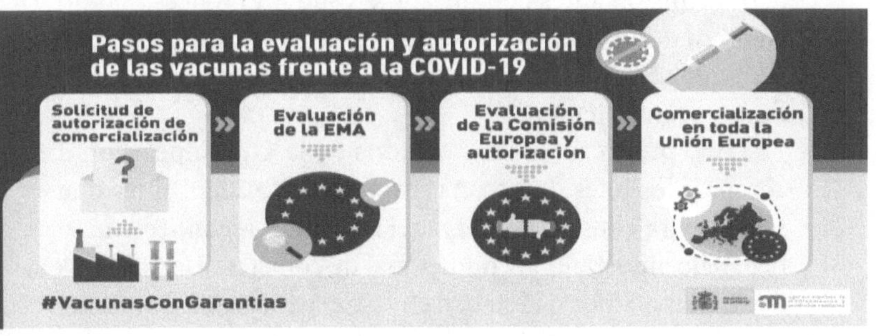

Figura 6. Pasos para la evaluación y autorización. Fuente[28].

Estos pasos de evaluación y autorización los debe de realizar un organismo competente. Hay dos grandes agencias reguladoras. Una es la EMA a escala europea. Se la presenta como una agencia independiente y descentralizada de la UE

28 https://www.sanidad.gob.es/areas/alertasEmergenciasSanitarias/alertasActuales/nCov/vacunaCovid19.htm

—después cada país tiene su agencia de farmacovigilancia—, en España es la AEMPS. La otra es la FDA, que actúa en el ámbito de EUA.

Ambas agencias realizan el seguimiento, el análisis del riesgo/beneficio y autorizan los medicamentos (tanto humanos como animales). Su objetivo debería ser promover la salud pública garantizando que los medicamentos sean seguros, eficaces y de alta calidad. Estas agencias no obligan, sólo recomiendan. No obstante, los estados siguen sus indicaciones. Por tanto, durante este tiempo han tenido un papel decisivo en la autorización y recomendación de las vacunas. Estos organismos deberían tener total independencia, pero en la realidad no es así: reciben presiones e influencias de las industrias y compañías farmacéuticas. Por ejemplo, en octubre de 2022 en una pregunta en el Parlamento Europeo, la farmacéutica Pfizer admitió que su vacuna nunca fue testada para frenar la transmisión antes de salir al mercado[29]. Entonces, ¿cómo y en qué fundamentos se sustentaron para su aprobación? ¿Por qué se nos ha escondido esto e insistido en lo contrario durante tanto tiempo?

Otro punto es que los estados de la UE empezaron a comprar los lotes de vacunas en verano de 2020, antes que se aprobara el uso de emergencia[30]. La UE reconoce que se hizo bajo autorización condicional de comercialización[31]. Es decir, cuando todavía estaban en fase experimental. Por tanto, no había conclusiones y las industrias ya recibieron ingentes cantidades de dinero. Es otro ejemplo de la connivencia entre

---

29 https://diario16.com/escandalo-pfizer-reconoce-ante-el-parlamento-europeo-que-la-vacuna-nunca-fue-testada-para-frenar-la-transmision-del-virus-antes-de-salir-al-mercado/

30 https://ec.europa.eu/info/live-work-travel-eu/coronavirus-response/public-health/eu-vaccines-strategy_es

31 https://ec.europa.eu/info/live-work-travel-eu/coronavirus-response/safe-covid-19-vaccines-europeans/how-are-vaccines-developed-authorised-and-put-market_es

estados e industrias, de los conflictos de intereses y de puertas giratorias que hay entre el sector "supuestamente" público y oficial y el privado.

Según consta en las fichas técnicas de las compañías[32], la fecha de la primera autorización fue la siguiente: Pfizer/BioNTech el 21 de diciembre de 2020, Moderna el 6 de enero de 2021, AstraZeneca el 29 de enero de 2021, y Janssen el 11 de marzo de 2021. Se empezó la vacunación justo en el momento de la autorización, una vez más dominó la premura. Y la fecha de la última revisión (que es con la que se ha trabajado en este libro) es la siguiente: Pfizer/BioNTech el 10 de octubre del 2022; Moderna el 3 de octubre de 2022; AstraZeneca el 31 de octubre de 2022, y Janssen el 3 de enero de 2022.

Además, hay otro aspecto muy relevante: la UE y todos los gobiernos eximieron a las industrias de toda responsabilidad económica por los eventos adversos que pudieran causar. Tampoco se hicieron públicos los contratos que la UE firmó con los fabricantes[33]. En aquel momento se mostraron algunas partes, pero tapando párrafos. Cuando hay opacidad y no hay transparencia, la duda es del todo legítima e inexcusable. Esto implica que no se sepa quién se hace responsable si en el futuro aparecen problemas. Y más considerando que en los propios contratos se firmó una cláusula de exención de responsabilidad ante los efectos adversos, lo que supone un claro abuso. Lo paradójico es que ningún partido político que tenga responsabilidad y altavoz social lo denunció, sólo lo han denunciado algunos que llegan aun sector minoritario.

Las relaciones e influencias entre las industrias y el espacio público se están denunciando desde hace muchos años, y lo hacen autores del campo médico y del social (Moynihan y

---

32 https://www.vacunacovid.gob.es/preguntas-y-respuestas/cuales-son-las-contraindicaciones-de-la-vacuna-contra-el-covid-19

33 Contratos secretos y censurados entre la UE y las farmacéuticas por las vacunas Covid - Blog Miguel Jara medicamentos salud industria farmacéutica alimentación

Smith, 2002; Moynihan, Heath y Henry 2002; Moynihan, 2008; Guerrero, 2004; Jara, 2011; Laporte y Bosch, 2012; Gotzsche, 2014; Garcia Blanca, 2009; Kennedy, 2022; Catalá, 2022) por citar sólo unos pocos. Con esta crisis de la Covid-19 todos estos intríngulis y relaciones han quedado un poco más al descubierto, y cada vez más personas se están dando cuenta.

El consentimiento informado

Hay otro punto de suprema importancia: es el consentimiento informado. Cuando las personas fueron a vacunarse ningún profesional les dio información sobre el producto que se les iba a inocular. No se les informó de su composición ni que se trataba de un producto nuevo bajo la denominación de vacuna, y que en realidad era "supuestamente" un medicamento génico experimental. No se les informó que podía causar efectos graves (a corto, medio o largo plazo) o en cómo les podía afectar. Tampoco que no se sabía quién se haría cargo de las posibles consecuencias, ya que las compañías fueron eximidas de toda responsabilidad.

Nadie les preguntó si tenían alguna enfermedad, por consiguiente, que fuera contraproducente vacunarlos. No firmaron ningún documento de consentimiento informado: se trata de un documento en que el sujeto recibe información clara, fidedigna y transparente sobre el acto médico en cuestión y si tiene otras posibilidades. Y con ello decidir libremente qué hacer o no hacer.

Nadie se acordó de los cuatro principios básicos en bioética que deben imperar en todo acto médico: autonomía, beneficencia, no maleficencia y justicia. El "principio de autonomía" reconoce el derecho que tiene todo ser humano a la información completa que le permita tomar las decisiones relativas a la salud y sobre su cuerpo de forma autónoma, y que su voluntad sea respetada. No hubo consentimiento de forma consciente (ni verbal ni escrito). Hubo consentimiento asentido bajo la coacción y la amenaza. Nadie se acordó del "principio de beneficencia": que todo acto médico deber ser beneficioso, proporcionado y justificado para cada individuo. Ni del "principio de no maleficencia": primero no hacer daño (*primun non nocere*). Esto quiere decir escoger la opción menos agresiva y más simple. Ni tampoco el de justicia, desde el momento en que no se ha recibido un trato justo, sino que se ha presionado y coaccionado.

El consentimiento ha de ser un acto libre y voluntario, y para que esto se cumpla existe la "Ley de Autonomía del paciente"[34]. Además, hay mucho derecho internacional que se creó para proteger a los seres humanos ante las vulneraciones que pudieran sufrir. El más relevante es el Código de Ética Médica de Nuremberg. Se redactó en 1947 después de los Juicios de Nuremberg posteriores a la Segunda Guerra Mundial, para que nadie nunca más se sintiera coaccionado y obligado a actuar sobre su cuerpo en contra de su voluntad. Este código rige la experimentación en seres humanos y nos protege de la obligación de someternos a experimentos médicos sin nuestro consentimiento. Otras leyes posteriores son: la Declaración de Helsinki de 1964, el Convenio de Oviedo de 1997, la Declaración de la UNESCO y la Declaración Universal sobre Bioética y Derechos Humanos de 2005. Todas las autoridades: sanitarias, políticas, colegios profesionales sanitarios y academias científicas, se han olvidado de que existen, o los han ignorado. Nadie ha dicho nada. Nadie ha alzado una sola voz. Y todos los principios y códigos se han incumplido desde el momento que no se ha informado ni se ha firmado ningún documento. Y se ha coaccionado a la población; por tanto, ha habido una obligación enmascarada. Y nadie, ni autoridades ni profesionales se pueden amparar en que no lo sabían: la ignorancia no exime de responsabilidad.

Además, hemos de recordar la respuesta del Gobierno que "el Ministerio de Sanidad no dispone de cultivo SARS-CoV-2

34 https://www.boe.es/eli/es/l/2002/11/14/41/con

para ensayos". Y con esta respuesta y todo lo que se acaba de exponer se han violado todas las leyes y normativas (nacionales e internacionales). Y se han vulnerado los derechos de todos los ciudadanos, y de forma muy especial los de los menores por su total y absoluta indefensión. Para más información, acerca de las leyes y normativas, se puede consultar este documento de la Fiscal de la Audiencia Provincial de Lleida Valerie Oyarzun Fontanet[35].

Resumiendo, en este capítulo hemos visto que el propio Ministerio de Sanidad confirma que las vacunas Covid-19 son un producto nuevo, que nunca antes se habían utilizado, que se han desarrollado y fabricado con una tecnología nueva y en un tiempo sorprendentemente récord. Asimismo, que las autorizaciones y los contratos de las empresas con los gobiernos se han firmado de forma opaca. No se ha informado, no se ha pedido consentimiento y se ha coaccionado para administrar la vacuna. Y se ha hecho incumpliendo todo el Derecho Internacional vigente.

35 https://comusavespana.com/docs/inoculaciones-20-21-en-la-infancia-y-adolescencia/ cia-provincial-de-lleida-en-espana/

2. Dosis administradas

A los gobiernos les gustan las epidemias, del mismo modo que les gusta la guerra, en realidad. Es una oportunidad para imponer su voluntad sobre nosotros y asustarnos para que nos apiñemos y hagamos lo que nos dicen.

Dr. Damien Downing, presidente de la Sociedad Británica de Medicina Ecológica (Al Jazeera, 2009) (Citado en Kennedy, 2022)

En España (al igual que en la mayoría de países de la UE) se empezó a inocular el día 27 de diciembre de 2020. No es casual que todos los países escogieran las mismas fechas. Así, se reforzaba la idea que vivíamos una situación dramática y catastrófica mundial, lo cual se nos estaba inculcando desde hacía casi un año. Empezando todos los países en los mismos días se conseguía una mayor espectacularidad, y teatralidad. El objetivo era inducir a sentirnos que todos los ciudadanos de Europa teníamos un mismo problema inmenso, y que formábamos parte de una misma comunidad. Por tanto, todos aceptábamos y compartíamos la misma solución.

Se hizo con una cobertura mediática descomunal. Todas las televisiones y todos los medios de comunicación mostraban las imágenes continuamente, y con el mismo discurso. Se inducía a creer que se trataba de un evento único, y una acción que si no la ejecutáramos iríamos directos al abismo. En España las primeras personas en inocular fueron una mujer de noventa y seis años junto a una auxiliar de enfermería. Las dos explicaban que "el pinchazo no daba dolor y no había que tener miedo", y que estaban muy contentas en colaborar. En estos momentos había muchas personas reacias a la inoculación, pero esto no se explicaba en los medios, por tanto no es casual que aparezcan sólo quienes dicen que el pinchazo no es nada.

En cuanto a las dosis unos datos son los siguientes[36]:

- Dosis adquiridas: 282.312.175
- Dosis recibidas: 222.930.250
- Vacunas entregadas: 109.775.453
- Dosis administradas: 105.840.321
- Personas con pauta completa: 40.739.123

Las dosis administradas son de las siguientes compañías farmacéuticas[37]:

- AstraZeneca/Oxford AB: **Vaxzevria** (9.798.358)
- Janssen-Cilag International NV: **JCOVDEN** (1.983.670)
- Moderna Biotech: **Spikevax** (17.147.059)
- Pfizer-BioNTech Manufacturing GmbH: **Comirnaty** (76.764.834)

De Pfizer/BioNTech y Moderna se administraron más de un tipo:

- Pfizer/BioNTech: 63.717.587
- Pfizer pediátrica: 3.607.704
- Pfizer adaptada: 9.439.543
- Moderna: 16.916.620
- Moderna Adaptada: 230.439

La siguiente tabla [figura 7] nos muestra las vacunas Covid-19 inoculadas hasta el 31 diciembre de 2022 por número de personas, por sexo y por grupos de edad.

36 https://www.sanidad.gob.es/areas/alertasEmergenciasSanitarias/alertasActuales/nCov/documentos/Informe_GIV_comunicacion_20230630.pdf

37 https://www.sanidad.gob.es/areas/alertasEmergenciasSanitarias/alertasActuales/nCov/vacunaCovid19.htm

Grupo de edad	Hombre	Mujer	Desconocido	Total
Mayor 65 años	3.828.669	5.004.139	1.234	8.834.042
Entre 18 y 65 años	13.741.560	13.878.040	4.019	27.623.619
Entre 12 y 17 años	1.436.927	1.362.697	826	2.800.450
Menores de 12 años	1.053.453	996.566	2.074	2.052.093
Total	**20.060.609**	**21.241.442**	**8.153**	**41.310.204**

Figura 7. Tabla según la distribución de personas vacunadas con al menos una dosis por grupo de edad y sexo. Fuente[38].

En una actualización a 30 junio de 2023, las personas con al menos una dosis son: 41.353.186 millones (87% de la población total, y el 90% de la superior a los cinco años). Con pauta completa: 40.740.303 millones (86% de la población total, 89% de la superior a los cinco años). Con dosis de recuerdo: 26.566.506. Menores de doce años con al menos una dosis: 2.144.755 (53%)[39].

Si en este trabajo en algún momento podemos ver algunos datos sensiblemente distintos, se debe a que dicha página contiene información de diferentes momentos, aunque no cambia sustancialmente el fondo.

> Resumiendo, según los datos oficiales se ha inoculado a casi el 90% de la población española (incluidos niños a partir de los cinco años) con un producto nuevo, experimental, sin informar y sin pedir consentimiento.

38 https://www.aemps.gob.es/informa/19o-informe-de-farmacovigilancia-sobre-vacunascovid-19/

39 https://www.sanidad.gob.es/areas/alertasEmergenciasSanitarias/alertasActuales/nCov/pbiVacunacion.htm

3. Las fichas técnicas

Ensayad la revacunación: no os va a doler,
porque la revacunación tiene una gran virtud:
si os hiere o mata al recibirla,
todos estaremos dispuestos a no creerlo.

De una circular firmada por "Los médicos", 1876.
(Citado en Humphries & Bystrianyk, 2015)

Las fichas técnicas de todas las compañías farmacéuticas que han comercializado y administrado las vacunas en España están disponibles en la página del Ministerio de Sanidad[40]. Nos centramos en las cuatro principales: Pfizer/BioNTech, Moderna, AstraZeneca y Janssen. Las otras son: Novavax, Valneva Austria y Sanofi Pasteur. En verano de 2023 España ha anunciado que ha comprado la de los laboratorios españoles Hipra —hasta ahora se han centrado en la investigación, producción y comercialización de productos farmacéuticos para el ámbito animal.

Todas tienen tres anexos y siguen un riguroso esquema. El anexo I es la ficha técnica o resumen de las características del producto (está dirigida a los profesionales sanitarios). Consta de diez apartados: 1) Nombre del medicamento. 2) Composición cualitativa y cuantitativa. 3) Forma farmacéutica. 4) Datos clínicos. 5) Propiedades farmacológicas. 6) Datos farmacéuticos. 7) Titular de la autorización de comercialización. 8) Número de autorización de comercialización. 9) Fecha

40 https://www.vacunacovid.gob.es/preguntas-y-respuestas/cuales-son-las-contraindicaciones-de-la-vacuna-contra-el-covid-19

de la primera autorización/renovación de la autorización. 10) Fecha de la revisión del texto.

El anexo II consta de cuatro apartados: A) Fabricantes de los principios activos biológicos y fabricantes responsables de la liberación de los lotes. B) Condiciones o restricciones de suministro y uso. C) Otras condiciones y requisitos de la autorización de comercialización. D) Condiciones o restricciones en relación con la utilización segura y eficaz del medicamento.

El anexo III consta de dos apartados: A) Etiquetado y B) Prospecto (está dirigido a la población).

Todas tienen el formato idéntico, lo cual tiene una parte de lógica, ya que es razonable que los estados les pidan a las compañías que especifiquen unos mismos puntos. No obstante, que las palabras y muchas expresiones que utilizan sean casi idénticas (y veremos que muchas lo son) es un poco sorprendente y llama la atención. Se supone que estas fichas cada compañía las ha elaborado y redactado de forma independiente y en concordancia con los resultados obtenidos. Sin embargo, extraña que las expresiones sean idénticas o casi, como si se hubieran redactado siguiendo unas directrices muy estrictas. O hubieran sido escritas desde un mismo lugar.

Otro aspecto que no nos debería de pasar desapercibido, es que, el vocabulario que utilizan a menudo es en condicional. Cuando escribimos utilizando este tiempo verbal admitimos (de forma implícita o explícita) que no hay certezas, que nos movemos en un terreno movedizo e inestable.

También llama la atención que los documentos PDF de las fichas técnicas que están en la página del Ministerio de Sanidad (o en otros sitios oficiales) no tengan ningún distintivo. En cambio, los PDF de otros medicamentos en la misma página, salvo alguna excepción, en la parte superior tienen el escudo de España y debajo el logo de la AEMPS. Y en la inferior reza: Ministerio de Sanidad, Política Social e Igualdad, y debajo: Agencia Española de Medicamentos y Productos Sanitarios. En cambio, en los de las vacunas no hay ningún logo ni descripción en ninguna ficha técnica. Tampoco lo tienen algunas otras vacunas. En estos casos las fichas tienen el mismo formato que las de la COVID.

Asimismo, se ha consultado los documentos PDF en otros idiomas. Todos son idénticos y tampoco hay ningún logo ni descripción, lo cual hace pensar que no se trata de un descuido, sino de una intencionalidad. Entonces, ¿por qué razón no hay ningún distintivo en ninguna ficha técnica cuando sí que los hay en las de los medicamentos aprobados? Por tanto, ¿quién se hace responsable de la información?

En los PDF en español el título del Anexo I es: "FICHA TÉCNICA O RESUMEN DE LAS CARACTERÍSTICAS DEL PRODUCTO". En francés: "*RÉSUMÉ DES CARACTÉRISTIQUES DU PRODUIT*". En italiano: "*RIASSUNTO DELLE CARATTERISTICHE DEL PRODOTTO*". Y en inglés se encuentran dos títulos, uno es: "*SUMMARY OF PRODUCT CHARACTERISTICS*", y el otro: "*WHO PRODUCT INFORMATION*". Este WHO induce a pensar que no es otro que la OMS, la traducción sería: *Información sobre el producto de la OMS*. Al leer este último título, la pregunta que surge es ¿acaso es la OMS quien ha producido directamente la información de las vacunas? ¿Sería este uno de los motivos por el cual no aparece ningún distintivo?

AstraZeneca y Janssen afirman que sus vacunas están destinadas a la población adulta, y que los experimentos incluyeron participantes a partir de dieciocho años. En cambio, Moderna y Pfizer/BioNTech las tienen adaptadas para todas las franjas de edad, y afirman que los ensayos se realizaron en niños a partir de los seis meses.

Todas dedican varias páginas a los cuatro apartados del anexo II y al III (etiquetado), y no los vamos a tratar ya que para este trabajo no presentan una especial relevancia. En los dos siguientes apartados nos centraremos en los aspectos más importantes para los profesionales y la población: anexos I y III (prospecto), respectivamente.

Las fichas técnicas para los profesionales

Las fichas técnicas de todas las compañías empiezan con esta información textual para los profesionales:

> *Este medicamento está sujeto a seguimiento adicional, lo que agilizará la detección de nueva información sobre su seguridad. Se invita a los profesionales sanitarios a notificar las sospechas de reacciones adversas. Ver la sección 4.8, en la que se incluye información sobre cómo notificarlas.*

En esta información vemos que se ha cambiado la palabra vacuna por medicamento. ¿A qué obedece este cambio si siempre se habla de vacuna? Lo que se entiende por vacuna y medicamento no es exactamente lo mismo. Los profesionales ¿sabían que estaban administrando un medicamento y no una vacuna?

Otra cuestión es "está sujeto a seguimiento adicional". ¿Por qué "adicional"? Si es adicional implica que no hay seguridad verificada. Entonces, ¿por qué se ha insistido continuamente que eran eficaces y seguras? En palabras de una colega: "leyendo esto tengo la sensación que estamos todavía en fase de estudio experimental". Si en las fichas técnicas no hay ningún distintivo, si nos dicen que se trata de un medicamento y que está sujeto a seguimiento adicional, son demasiados elementos que quedan en el aire.

Después explican el nombre del medicamento, la composición cualitativa y cuantitativa, la posología y la forma de administración.

En las indicaciones todas utilizan la misma expresión: "está indicada para la inmunización activa para prevenir la COVID-19 causada por SARS-CoV-2". Indican la franja de edad a la que van destinadas y si son para la primera dosis o las de refuerzo.

En cuanto a las contraindicaciones, AstraZeneca y Janssen detallan tres puntos que los profesionales deben de tener en cuenta. 1) "Hipersensibilidad al principio activo o a alguno de los excipientes incluidos en la sección 6.1., 2) "Individuos que hayan experimentado un síndrome de trombosis con trombocitopenia (STT) tras la vacunación, y 3) "Personas que han experimentado previamente episodios de síndrome de fuga capilar". Moderna y Pfizer/BioNTech sólo mencionan el primer punto.

En las advertencias y precauciones especiales todas destacan la trazabilidad:

> *Con objeto de mejorar la trazabilidad de los medicamentos biológicos, el nombre y el número de lote del medicamento administrado deben estar claramente registrados.*

La trazabilidad y registrar el lote de las vacunas (también de otros medicamentos) es un aspecto en que cada vez se hace más inciso. Hay un interés especial en seguir la pista de a quien se le ha administrado ciertos medicamentos, en especial los que contienen compuestos de procedencia humana.

Todas las compañías destacan que se han notificado casos de anafilaxia, pero sin dar porcentajes, y dicen que "se recomienda una observación estrecha durante al menos 15 minutos después de la vacunación".

Otro punto sorprendente es que todas señalan que se pueden producir reacciones relacionadas con la ansiedad. Siendo en todas casi el mismo redactado. Pfizer/BioNTech dice textualmente:

> *Se pueden producir reacciones relacionadas con ansiedad, incluidas reacciones vasovagales (síncope), hiperventilación o reacciones relacionadas con estrés (por ejemplo, mareo, palpitaciones, aumento de la frecuencia cardiaca, alteración de la presión arterial, parestesia, hipoestesia y sudoración), asociadas al propio proceso de vacunación.*
>
> Las otras farmacéuticas añaden: *como respuesta psicógena a la inyección con aguja.*

El hecho que se destaque este punto es un poco singular, aun sabiendo que en algunas personas los pinchazos les pueden crear una cierta ansiedad, pero no es habitual remarcarlo.

No obstante, el hecho de las largas colas esperando el turno (eso sólo ya genera ansiedad), el temor y la incertidumbre de la situación social general, el miedo instigado de forma punzante y permanente o que algunos acudían obligados por las circunstancias y con terror —lo que equivale a decir con violencia encubierta—, hacía presagiar que estos casos se podían dar con más frecuencia. O también, cabe la posibilidad que detrás de ello se intente esconder otras reacciones adversas.

Todas señalan que "la vacunación se debe posponer en personas que presenten una enfermedad febril aguda grave o una infección aguda", pero no en los casos leves.

Pfizer/BioNTech y Moderna informan explícitamente que "existe mayor riesgo de miocarditis y de pericarditis tras la vacunación", y que es más alto después de la segunda dosis y en varones jóvenes, y afirman que:

> *Dos importantes estudios farmacoepidemiológicos europeos han estimado el riesgo excesivo en varones jóvenes tras la segunda dosis.*

Añaden que "según los datos limitados", el riesgo de miocarditis y pericarditis después de la vacunación parece ser menor en niños de 5 a 11 años que en los de 12 a los 17, y que se produjeron en especial dentro de los primeros catorce días. AstraZeneca y Janssen no mencionan este punto. Se reconoce abiertamente que hay un riesgo excesivo en sujetos jóvenes. Y sin ninguna vergüenza —ni ética ni moral— se ha seguido, no sólo recomendando, sino coaccionando a los adolescentes para que se inoculen.

En cambio, AstraZeneca y Janssen destacan los problemas de coagulación (hemorragias y trombosis) que han detectado en los ensayos clínicos (estos trastornos no los mencionan de forma explícita las otras compañías). Las dos afirman que son raros o muy raros, y reconocen que ha habido desenlaces mortales. Asimismo, declaran haber detectado problemas neurológicos como el síndrome de Guillain-Barré y mielitis transversa con una frecuencia muy rara.

Todas advierten a los profesionales que deben tomar precauciones con los que reciben tratamiento anticoagulante, presenten trombocitopenia o padezcan un trastorno de la coagulación como hemofilia. Es decir, indirectamente se reconocen problemas de coagulación.

Todas informan a los profesionales que:

> *No se ha evaluado la eficacia, la seguridad y la inmunogenicidad de la vacuna en personas inmunocomprometidas, incluidos aquellos que reciben tratamiento inmunosupresor.*

No obstante, se ha vacunado a quienes reciben tratamiento de cualquier tipo, salvo casos muy excepcionales.

De igual modo, todas informan que desconocen cual es la duración de la protección que puede proporcionar la vacuna, "ya que todavía se está determinando en ensayos clínicos en curso". Se admite que no lo saben porque los ensayos no han finalizado.

Reconocen que de igual manera que con cualquier otra vacuna, "ésta podría/puede no proteger a todas las personas que la reciban". Este punto entra en flagrante contradicción respecto a lo que siempre se ha insistido a la población acerca de la protección de las vacunas. Se nos había inducido a creer y potenciado la falsa idea que las vacunas tienen una protección total. Con este discurso se ha criminalizado a los que con argumentos sólidos, defienden que todas las vacunas son innecesarias. Sin embargo, lo que afirman ahora las compañías está en consonancia con lo que los críticos han defendido siempre.

En cuanto a la interacción con otros medicamentos y otras formas de interacción, todas dicen textualmente que:

> *No se han realizado estudios de interacciones. No se ha estudiado la administración concomitante con otras vacunas.*

Asimismo, todas advierten a los profesionales varias veces que deben estar alerta de los síntomas que se presenten. Un ejemplo, Moderna lo hace con la siguiente advertencia:

Los profesionales sanitarios deben ser conscientes de los signos y síntomas de síndrome de extravasación capilar para reconocer y tratar rápidamente el trastorno.

En relación al embarazo AstraZeneca y Janssen afirman que:

Hay experiencia limitada con el uso en mujeres embarazadas.

Y Moderna y Pfizer/BioNTech que:

Datos observacionales sobre mujeres embarazadas durante el segundo y tercer trimestre no han demostrado un riesgo aumentado para desenlaces adversos de los embarazos. Aun cuando actualmente los datos sobre los desenlaces del embarazo después de la vacunación durante el primer trimestre son limitados, no se ha observado mayor riesgo de aborto espontáneo.

Todas afirman que:

Los estudios en animales no sugieren/indican efectos perjudiciales directos o indirectos con respecto al embarazo, el desarrollo embrionario/fetal, el parto o el desarrollo posnatal.

Aun así, se ha seguido presionando, coaccionando y vacunando a las embarazadas.

En cuanto a la lactancia, AstraZeneca y Janssen afirman que "se desconoce si se excreta en la leche materna". Pfizer/BioNTech y Moderna que "no se prevén efectos en niños/recién nacidos lactantes, puesto que la exposición sistémica a Comirnaty/Spikevax en madres en período de lactancia es insignificante". Añaden que se puede utilizar durante la lactancia. Y, aun así, se ha coaccionado y vacunado a las mujeres que amamantan.

En cuanto a la fertilidad todas manifiestan que:

Los estudios en animales no indican/sugieren efectos perjudiciales directos ni/o indirectos en términos de toxicidad (o con respecto a la toxicidad) para la reproducción.

Las reacciones adversas detectadas en los ensayos clínicos constan en la parte de los profesionales y en la de los usuarios.

En la de los profesionales se presentan según la SOC (Clasificación de Órganos del Sistema internacional MedDRA). Esta clasificación consta de 26 grupos de trastornos. Sin embargo, AstraZeneca y Janssen afirman haberlos detectado sólo en 10, y Moderna y Pfizer/BioNTech en 11.

Veamos ahora los problemas y grupos que declara cada compañía en que ha encontrado reacciones adversas. Veremos todos los grupos SOC en el apartado de las notificaciones de los ciudadanos, ya que las hay en los 26.

La frecuencia en que se presentan los trastornos se clasifica de la siguiente forma:

- Muy frecuentes (≥ 1/10). Pueden afectar a más de una de cada 10 personas.
- Frecuentes (≥ 1/100 a < 1/10). Pueden afectar hasta una de cada 10 personas.
- Poco frecuentes (≥ 1/1.000 a < 1/100). Pueden afectar hasta una de cada 100.
- Raras (≥1/10.000 a < 1/1.000). Pueden afectar hasta una de cada 1.000.
- Muy raras (< 1/10.000). Pueden afectar hasta una de cada 10.000 personas.
- Frecuencia no conocida (no puede estimarse a partir de los datos disponibles).

Pfizer/BioNTech

- Trastornos de la sangre y del sistema linfático. Poco frecuentes: linfadenopatía.
- Trastornos del sistema inmunológico. Poco frecuentes: reacciones de hipersensibilidad (por ej., exantema, prurito, urticaria, angioedema). [Nota: Los dos últimos problemas los califican después de raros.]
- Trastornos del metabolismo y la nutrición. Poco frecuentes: disminución del apetito.
- Trastornos psiquiátricos. Poco frecuentes: insomnio.

- Trastornos del sistema nervioso. Muy frecuentes: cefalea. Poco frecuentes: mareo, letargia. Raros: parálisis facial periférica aguda. Frecuencia no conocida: parestesia, hipoestesia (se detectaron después de la autorización).
- Trastornos cardíacos. Muy raros: miocarditis, pericarditis (reacción adversa determinada después de la autorización).
- Trastornos gastrointestinales. Muy frecuentes: diarrea. Frecuentes: náuseas, vómitos.
- Trastornos de la piel y del tejido subcutáneo. Poco frecuentes: hiperhidrosis, sudoración nocturna. Frecuencia no conocida: eritema multiforme (reacción adversa determinada después de la autorización).
- Trastornos musculoesqueléticos y del tejido conjuntivo. Muy frecuentes: artralgia, mialgia. Poco frecuentes: dolor en la extremidad.
- Trastornos del sistema reproductor y de la mama. Frecuencia no conocida: hemorragia menstrual abundante (la mayoría de casos no parecían ser graves y eran de carácter temporal).
- Trastornos generales y alteraciones en el lugar de administración. Muy frecuentes: dolor en el lugar de la inyección, fatiga, escalofríos, fiebre, hinchazón en el lugar de inyección. Frecuentes: enrojecimiento en el lugar de inyección. Poco frecuentes: astenia, malestar general, prurito en el lugar de inyección. Frecuencia no conocida: hinchazón extensa en la extremidad en la que se ha administrado la vacuna, hinchazón facial.

Moderna

- Trastornos de la sangre y del sistema linfático. Muy frecuentes: linfadenopatía
- Trastornos sistema inmunitario. No conocida: anafilaxia, hipersensibilidad.

- Trastornos del metabolismo y de la nutrición. Muy frecuentes: disminución del apetito (en niños de 6 meses a 5 años).
- Trastornos psiquiátricos. Muy frecuentes: irritabilidad o llanto (en niños de 6 meses a 5 años).
- Trastornos del sistema nervioso. Muy frecuentes: cefalea, somnolencia (en niños de 6 meses a 5 años). Poco frecuentes: mareos. Raras: parálisis facial periférica aguda, hipoestesia, parestesia.
- Trastornos cardíacos. Muy raras: miocarditis, pericarditis.
- Trastornos gastrointestinales. Muy frecuentes: náuseas, vómitos. Frecuentes: diarrea. Poco frecuentes: dolor abdominal.
- Trastornos de la piel y del tejido subcutáneo. Frecuentes: erupción cutánea. Poco frecuentes: urticaria. No conocida: eritema multiforme.
- Trastornos musculoesqueléticos y del tejido conjuntivo. Muy frecuentes: mialgia, artralgia.
- Trastornos del sistema reproductor y de la lactancia. No conocida: menorragia.
- Trastornos generales y alteraciones en el lugar de administración. Muy frecuentes: dolor en el lugar de inyección, fatiga, escalofríos, fiebre, hinchazón en el lugar de la inyección, eritema en el lugar de la inyección. Frecuentes: urticaria en el lugar de la inyección, erupción en el lugar de la inyección, reacción retardada en el lugar de la inyección. Poco frecuentes: prurito en el lugar de la inyección. Raras: hinchazón facial. No conocida: inflamación extensa de la extremidad vacunada.

AstraZeneca

- Trastornos de la sangre y del sistema linfático. Frecuente: trombocitopenia. Poco frecuente: linfadenopatía.

Frecuencia no conocida: trombocitopenia inmune (se han notificado después de la comercialización).

- Trastornos sistema inmunológico. Frecuencia no conocida: anafilaxia, hipersensibilidad.
- Trastornos del metabolismo y la nutrición. Poco frecuente: apetito disminuido.
- Trastornos del sistema nervioso. Muy frecuente: cefalea. Poco frecuente: mareo, somnolencia, letargo, parestesia, hipoestesia. Rara: parálisis facial. Muy rara: síndrome de Guillain-Barré. Frecuencia no conocida: mielitis transversa.
- Trastornos del oído y del laberinto. Poco frecuente: acúfenos.
- Trastornos vasculares. Muy rara: síndrome de trombosis con trombocitopenia (se han notificado casos graves y muy raros después de la comercialización). Frecuencia no conocida: síndrome de fuga capilar, trombosis de venas y senos cerebrovasculares (se ha notificado después de la comercialización).
- Trastornos gastrointestinales. Muy frecuente: náuseas. Frecuente: vómitos, diarrea. Poco frecuente: dolor abdominal.
- Trastornos de la piel y del tejido subcutáneo. Poco frecuente: hiperhidrosis, prurito, exantema, urticaria. Frecuencia no conocida: angioedema, vasculitis cutánea.
- Trastornos musculoesqueléticos y del tejido conjuntivo. Muy frecuente: mialgia, artralgia. Frecuente: dolor en extremidades. Poco frecuente: espasmos musculares.
- Trastornos generales y alteraciones en el lugar de administración. Muy frecuente: sensibilidad, dolor, calor, prurito, moratón en el lugar de la inyección, fatiga, malestar, febrícula, escalofríos. Frecuente: hinchazón en el lugar de la inyección, eritema en el lugar de la inyección, fiebre, enfermedad pseudo-gripal, astenia.

Janssen

- Trastornos de la sangre y del sistema linfático. Raras: linfadenopatía. Frecuencia no conocida: trombocitopenia inmune.
- Trastornos sistema inmunológico. Raras: urticaria, hipersensibilidad. Frecuencia no conocida: anafilaxia.
- Trastornos del sistema nervioso. Muy frecuentes: cefalea. Poco frecuentes: mareos, temblores. Raras: parestesia, hipoestesia, parálisis facial (incluida parálisis de Bell). Muy raras: síndrome de Guillain-Barré. Frecuencia no conocida: mielitis transversa.
- Trastornos del oído y del laberinto. Raras: acúfenos.
- Trastornos vasculares. Raras: tromboembolismo venoso. Muy raras: trombosis en combinación con trombocitopenia. Frecuencia no conocida: síndrome de fuga capilar, vasculitis cutánea de vasos pequeños.
- Trastornos del sistema respiratorio, torácico y mediastínico. Poco frecuentes: tos, dolor orofaríngeo, estornudos.
- Trastornos gastrointestinales. Muy frecuentes: náuseas. Poco frecuentes: diarrea, vómitos.
- Trastornos de la piel y del tejido subcutáneo. Poco frecuentes: erupción cutánea. Raras: hiperhidrosis.
- Trastornos musculoesqueléticos y del tejido conjuntivo. Muy frecuentes: mialgia. Poco frecuentes: artralgia, debilidad muscular, dolor de espalda, dolor en una extremidad.
- Trastornos generales y alteraciones en el lugar de administración. Muy frecuentes: dolor en el lugar de inyección, fatiga. Frecuentes: pirexia, eritema en el lugar de inyección, hinchazón en el lugar de inyección, escalofríos. Raras: malestar general, astenia.

En estos grupos vemos que las reacciones adversas más frecuentes han sido detectadas y declaradas por todas las compañías; en cambio, otras no. O lo que para una farmacéutica es muy frecuente, en otra es frecuente o poco frecuente. Aunque de modo general no cambian sustancialmente. Pero sí que algunos efectos graves o muy poco frecuentes son distintos entre ellas, aunque declaran muy pocos. AstraZeneca y Janssen presentan más parecido entre ellas, asimismo Moderna y Pfizer/BioNTech.

Es importante destacar que Moderna y Pfizer/BioNTech afirman que detectaron en los ensayos clínicos en los niños a partir de seis (6) meses de edad varias reacciones: irritabilidad, llanto, somnolencia, escalofríos, fiebre, falta de apetito, náuseas y vómitos, fatiga, dolor en la zona de vacunación y en varias partes del cuerpo —y que tuvieron una incidencia muy alta—. Cabe hacerlo por la indefensión absoluta que tienen los niños. Y, porque a pesar de no haber ninguna evidencia científica se les sigue vacunando, coaccionando a los padres e incrementando el número de vacunas. En el siguiente capítulo veremos que se declaran casos graves e incluso la muerte.

En cuanto a la sobredosis Pfizer afirma que dispone de datos de sobredosis en los ensayos clínicos "debido a un error en la dilución". Es decir, el error es del profesional, no del producto. Todas recomiendan que si se dan casos se deben controlar las funciones vitales y si es necesario aplicar un tratamiento sintomático. La pregunta es: ¿por qué sintomático? ¿No debería ser resolutivo en lugar de sintomático?

En el apartado de las propiedades farmacológicas se aborda la eficacia clínica y la seguridad en los ensayos clínicos. Todas las farmacéuticas dedican una parte importante a explicar los resultados obtenidos en los estudios. Todas utilizan la terminología estándar: se trata de un estudio aleatorizado de forma equilibrada, controlado con placebo, de doble ciego y con enmascaramiento del observador. También que se trata de estudios multicéntricos o multinacionales. Afirman que sus objetivos son: evaluar la seguridad, la reactogenicidad, la eficacia, la tolerabilidad, la inmunogenicidad y la búsqueda de las dosis. Especifican la fase en que se encuentran y el sector de la población que va destinada la vacuna en cuestión. En ocasiones consta el código del estudio, pero a menudo se utilizan expresiones como "en un estudio", "según el análisis de datos de cinco estudios", "todavía se está determinando en ensayos clínicos en curso", "no se dispone de datos", "aún no se ha caracterizado" o "no se ha establecido todavía la seguridad y la eficacia". Lo cual induce a pensar que no hay datos concluyentes.

La eficacia la refieren frente a la enfermedad sintomática Covid-19, a la vacunación primaria (con una sola dosis), a la enfermedad grave, a las infecciones asintomáticas o independiente de la gravedad. También la dan por variante y tras las dosis de refuerzo, asimismo por grupos y subgrupos de edad.

Cuando se refieren a la eficacia a menudo utilizan la expresión "se están evaluando en un estudio en curso". En consecuencia, queda explícito que el ensayo todavía no ha finalizado. Por tanto, ¿podemos saber la eficacia? Además, esta expresión también aparece en los ensayos en niños, incluso de seis meses a cinco años. Y, a pesar de esto, todos los estudios concluyen que la eficacia es del 95%, lo cual también llama la atención.

La eficacia la explican en relación a la reducción en el riesgo relativo (eficacia relativa). Para determinar la eficacia en los ensayos clínicos se realizan dos grupos, y se compara en cuál ha habido más enfermos (de Covid-19 en este caso). Uno es el grupo control (se le administró un placebo). El otro, es el grupo a estudiar (se le administró la vacuna Covid-19). Por ejemplo, si en el grupo vacunado habían enfermado un 0,33% de los vacunados y en el no vacunado un 0,98%, haciendo los cálculos pertinentes, la comparación lleva a poder decir que la eficacia es del 95%. Esta supuesta eficacia se refiere a una hipotética menor probabilidad de enfermar los vacunados que los no vacunados. No obstante, hay muchos aspectos que se puede no haber tenido en cuenta. Ello hace que la eficacia de los ensayos se restringe a los resultados, y a menudo no se pueden extrapolar a la población general, tal como admite la misma OMS[41].

---

41 https://www.who.int/es/news-room/feature-stories/detail/vaccine-efficacy-effectiveness-and-protection

Pero las cosas se pueden analizar o medir de más de una forma. Lo que no explican las farmacéuticas es que hay otro parámetro muy importante, y no es otro que la reducción del riesgo absoluto. Este nos dice que, en realidad hay que vacunar a más de cien individuos para evitar que uno o dos se infecten; así que la "supuesta" efectividad real sería del 1%, no llegaría al 2%. Es decir, necesitamos exponer a los posibles efectos perjudiciales a cien personas para evitar que enfermen (o proteger) a sólo una o dos de cada cien. Además, no dicen que eviten la gravedad. Es decir, ya desde la óptica oficial se admite que se debe exponer a muchos individuos a unos efectos impredecibles para evitar que unos pocos enfermen de un proceso, que (si lo padecen) en la mayoría será leve.

Desde el primer momento hubo muchas voces de prestigio advirtiendo que los ensayos clínicos no se estaban realizando de forma rigurosa (esto tampoco es nuevo), pero no salían en los medios de comunicación. Dos ejemplos: Olliaro (2021) en una editorial en la revista *The Lancet,* cuestiona la fiabilidad y conveniencia, y que las consideraciones sobre la eficacia y efectividad se basan en trabajos que no contemplan aspectos ni indicadores esenciales. Y Thacker (2021), en un artículo en la revista *BMJ*, apunta supuestas irregularidades de Pfizer/BioNTech en las pruebas para su fabricación. De esto se hizo eco el diario *Redacción Médica*[42]. No obstante, se ha seguido censurando, vacunando y coaccionando.

Estos aspectos de la eficacia y que eran seguras, lo repetían continuamente todos los medios de comunicación. Lo cual fue un determinante esencial para "la creencia" de que con la supuesta vacuna se estaría protegido en un 95%, o que el 95% de la población ya no tenía riesgo de enfermar. Esa insistencia que son "eficaces y seguras" fue lo que llevó a muchas personas

42 https://www.redaccionmedica.com/secciones/industria/bmj-pfizer-uso-datos-falsos-en-el-estudio-para-aprobar-su-vacuna-covid-3253

a confiar en las autoridades y en los medios de comunicación, y a vacunarse creyendo que estarían protegidas.

Otro aspecto a resaltar es que las fichas técnicas de las diferentes farmacéuticas no explican en qué fechas realizan las fases de los estudios, ni tampoco los meses de duración. Por la duración del desarrollo de la vacuna (menos de 11 meses) —y por la enorme complejidad que ello requiere—, los tiempos de las distintas fases entrarían en conflicto frontal con el tiempo total de su desarrollo, y, posiblemente, sea un motivo para no evidenciar los tiempos.

En el apartado de datos preclínicos se tocan varios aspectos. Sobre seguridad en ratones, afirman que no muestran riesgos especiales para los seres humanos. No obstante, dicen que se observó toxicidad general, pero fue reversible, y "que los resultados sugieren que el potencial para los humanos es bajo".

En cuanto a la genotoxicidad y carcinogenicidad, Pfizer/BioNTech dice textualmente:

> *No se han realizado estudios de genotoxicidad ni de carcinogenicidad. No se prevé que los componentes de la vacuna (lípidos y ARNm) tengan potencial genotóxico.*

Moderna:

> *Se realizaron estudios de genotoxicidad in vitro e in vivo con el nuevo componente lipídico SM-102 de la vacuna. Los resultados sugieren que el potencial genotóxico para los seres humanos es muy bajo. No se realizaron estudios de carcinogenicidad.*

AstraZeneca:

> *No se realizaron estudios de genotoxicidad ni de carcinogenicidad. No se espera que los componentes de la vacuna tengan potencial genotóxico.*

Janssen:

> *No se ha evaluado el potencial genotóxico o carcinogénico de JCOVDEN. No se espera que los componentes de la vacuna tengan potencial genotóxico o carcinogénico.*

Pfizer y Moderna afirman: "no se dispone de datos en relación con la transferencia placentaria de la vacuna". AstraZeneca y Janssen reconocen que la hay. Todas afirman que "no se dispone de datos en relación a la excreción de la vacuna en la leche".

Y, con estas afirmaciones en las fichas técnicas se empezó a vacunar, y se ha seguido vacunando y coaccionando.

Por último, la parte destinada a los profesionales acaba su información sobre los datos farmacéuticos, explica la lista de los excipientes, consta el período de validez, las precauciones especiales de conservación, la naturaleza y contenido del envase y las instrucciones de eliminación y otras manipulaciones.

El prospecto para la población

En la parte destinada a la población, las fichas de todas las compañías farmacéuticas comienzan con estas advertencias textuales:

> *Este medicamento está sujeto a seguimiento adicional, lo que agilizará la detección de nueva información sobre su seguridad. Puede contribuir comunicando los efectos adversos que pudiera usted tener. La parte final de la sección 4 incluye información sobre cómo comunicar estos efectos adversos.*
> ***Lea todo el prospecto detenidamente antes de recibir la vacuna, porque contiene información importante para usted.***
>
> - *Conserve este prospecto, ya que puede tener que volver a leerlo.*
> - *Si tiene alguna duda, consulte a su médico, farmacéutico o enfermero.*
> - *Si experimenta efectos adversos, consulte a su médico, farmacéutico o enfermero, incluso si se trata de efectos adversos que no aparecen en este prospecto.*
>
> *Ver sección 4.*

En estas advertencias vemos que también se afirma que se trata de un medicamento, pero en el segundo párrafo se lee "vacuna". ¿Qué razones hay para utilizar los dos vocablos si siempre se habla de vacuna? ¿Es para crear confusión? La población se la inoculó creyendo que era una vacuna. ¿Se la hubiera aplicado sabiendo que se trataba de un medicamento y muy posiblemente génico y en fase experimental? ¿Acaso se les dio el prospecto a los sujetos y lo están guardando por si tienen que volver a leerlo?

Después se informa al ciudadano que "es una vacuna para prevenir la Covid-19 causada por el virus SARS-CoV-2". Y provoca que el sistema inmunológico produzca anticuerpos especializados contra el virus proporcionando protección.

Se le informa sobre lo que debe saber antes de administrarle la vacuna, dándole unas advertencias que no debe ponérsela si presenta algunos de estos problemas o situaciones:

- Si es alérgico al principio activo o a alguno de los otros componentes.
- Si ha tenido trombos sanguíneos al mismo tiempo que niveles bajos de plaquetas en sangre (síndrome de trombosis con trombocitopenia, STT) tras recibir la vacuna.
- Si se le ha diagnosticado antes de síndrome de fuga capilar.
- Si alguna vez ha tenido una reacción alérgica grave después de la inyección de otra vacuna.
- Si alguna vez se ha desmayado después de cualquier inyección con aguja.
- Si presenta una infección grave con fiebre superior a 38 °C. Pero que la puede recibir si tiene fiebre leve o una infección de las vías respiratorias superiores del tipo de un catarro.
- Si tiene un problema de sangrados o moratones, si está tomando un medicamento anticoagulante o un problema hemorrágico.
- Si tiene inmunodeficiencia o está tomando medicamentos que debilitan el sistema inmunitario: altas dosis de corticosteroides, inmunosupresores o medicamentos para el cáncer.

- Si tiene una enfermedad grave.
- Si tiene ansiedad relacionada con las inyecciones.

Se advierte al ciudadano que si no está seguro de alguna de las situaciones anteriores consulte con el médico, enfermero o farmacéutico antes de que se la administre. Y se insiste que informe si está tomando algún medicamento.

No obstante, la paradoja es que nadie ha informado ni preguntado nada a nadie. Y se ha vacunado tomando cualquier medicación. Ningún profesional enfermero preguntó y ningún médico revisó las historias clínicas. Entonces, algunas preguntas que surgen son: ¿cómo se puede saber si se es alérgico a un componente si antes no se sabe la composición? ¿Cómo puede saber un profesional si el sujeto tiene un problema que le impida recibir la vacuna si antes no se le ha preguntado?

Además, aquí hay otro aspecto: la Ley del Medicamento exige prescripción facultativa, y ninguna inoculación se hizo de forma prescrita. Asimismo, en la web de la Agencia Española del Medicamento, aparece la necesidad de receta médica para su administración. Si los fabricantes están exentos de responsabilidad, y si no hay responsabilidad médica por falta de prescripción, el responsable es el/la enfermero/a que administró ese medicamento sin prestar el consentimiento informado ni pedir la prescripción facultativa. Además, la respuesta de los seguros de los colegios profesionales de enfermería fue que se declararon exentos de responsabilidad por la mala praxis de los enfermeros.

De una manera parecida a las fichas de los profesionales, AstraZeneca y Janssen ponen el énfasis en los trastornos sanguíneos, y que algunos casos tuvieron un desenlace fatal. También que pueden darse casos del síndrome de Guillain-Barré, de mielitis transversa o síndrome de fuga capilar. Y Moderna y Pfizer también informan a la población que hay un mayor riesgo de miocarditis y de pericarditis después de la vacunación, y que se ha observado con mayor frecuencia en varones jóvenes. Les recomiendan que estén atentos a los síntomas y busquen atención inmediata si aparecen.

Igualmente, todas informan brevemente sobre embarazo y lactancia. Todas vuelven a recomendar que se informe al enfermero, médico o farmacéutico antes de recibir la vacuna si está embarazada, cree que puede estarlo o está en período de lactancia.

Todas recomiendan que se busque atención médica si se presenta dificultad para respirar, dolor en el pecho, hinchazón en las piernas o dolor de piernas o abdominal persistente después de la vacunación. O si presenta dolores de cabeza intensos y persistentes, visión borrosa, confusión o convulsiones.

Asimismo, todas advierten al ciudadano que, como cualquier otra vacuna, también ésta podría no proteger completamente a todos los que la reciben, y que no se sabe cuanto tiempo puede durar la protección.

> Resumiendo, hemos visto que los redactados de las fichas técnicas de todas las farmacéuticas son casi idénticos, y que en muchos puntos lo son. Todas utilizan muy a menudo el tiempo verbal en condicional, afirmando que todavía se está investigando o que no se han realizado estudios. Lo cual nos dice que no puede haber resultados, y menos concluyentes. Es decir, que todo está en el aire y que poco (o nada) se sabe acerca del producto y de sus consecuencias. Además, las fichas técnicas al no llevar ningún distintivo, genera dudas sobre su autoría real. Y con todas estas improvisaciones y contradicciones se ha inoculado a miles de millones de personas.

En los siguientes cuadros vemos los efectos adversos que las compañías farmacéuticas declaran haber detectado en los ensayos clínicos, tal como se explican en la parte de los ciudadanos.

	Pfizer/BioNTech	Moderna	AstraZeneca	Janssen
Muy frecuente	• dolor e hinchazón en el lugar de inyección • cansancio • dolor de cabeza • dolor muscular • escalofríos •dolor en las articulaciones • diarrea • fiebre	• hinchazón/dolor en la axila • disminución del apetito (en niños de 6 meses a 5 años) • irritabilidad o llanto (en niños de 6 meses a 5 años) • dolor cabeza • somnolencia (en niños de 6 meses a 5 años) • náuseas y vómitos • dolor y rigidez muscular y de las articulaciones • dolor o hinchazón en lugar inyección • enrojecimiento en el lugar de la inyección (en ocasiones se produce aproximadamente entre 9 o 11 días después de la inyección) • sentirse muy cansado • escalofríos • fiebre	• sensibilidad, dolor, calor, picor o moratones en el sitio de la administración de la inyección • sentirse cansado (fatiga) o malestar general • escalofríos o sensación de fiebre • dolor de cabeza • ganas de vomitar (náuseas) • dolor articular o dolor muscular	• dolor de cabeza • náuseas • dolores musculares • dolor en el lugar de inyección • sentirse muy cansado

	Pfizer/BioNTech	**Moderna**	**AstraZeneca**	**Janssen**
Frecuente	• enrojecimiento en el lugar de inyección • náuseas • vómitos	• diarrea • erupción cutánea • erupción cutánea o urticaria en el lugar de la inyección (algunos de los cuales pueden producirse aproximadamente de 9 a 11 días después de la inyección)	• hinchazón o enrojecimiento en el lugar de la inyección • fiebre (≥38°C) • vómitos o diarrea • disminución leve y transitoria del nº de plaquetas sanguíneas (laboratorio) • dolor en piernas o brazos • síntomas pseudo-gripales tales como fiebre, dolor de garganta, goteo nasal, tos y escalofríos • debilidad física o falta de energía	• enrojecimiento en el lugar de inyección • hinchazón en lugar inyección • escalofríos • fiebre

	Pfizer/BioNTech	Moderna	AstraZeneca	Janssen
Poco frecuente	• aumento de tamaño de los ganglios linfáticos (mayor frecuencia después de la dosis de refuerzo) • malestar • dolor en el brazo • insomnio • picor en el lugar de inyección • reacciones alérgicas tales como erupción cutánea o picor • sensación de debilidad o falta de energía/somnolencia • disminución del apetito • mareo • sudoración excesiva • sudoración nocturna	• picor en lugar de inyección • mareos • dolor de estómago • erupción cutánea elevada y pruriginosa (urticaria) (que puede aparecer desde el momento de la inyección hasta aproximadamente dos semanas después de la inyección)	• somnolencia, sensación de mareo o falta profunda de respuesta e inactividad • dolor abdominal • disminución del apetito • ganglios linfáticos agrandados • sudoración excesiva • picor de la piel, prurito o urticaria • espasmos musculares • sensación inusual en la piel, como sensación de hormigueo o entumecimiento (parestesia) • disminución de la sensibilidad, especialmente en la piel (hipoestesia) • pitido persistente en oídos (acúfenos)	• erupción cutánea • dolor articular • debilidad muscular • dolor de brazo o pierna • sensación de debilidad • sensación de malestar general • tos • estornudos • dolor de garganta • dolor de espalda • temblores • diarrea • vómitos • mareos

	Pfizer/BioNTech	Moderna	AstraZeneca	Janssen
Raro	• parálisis temporal de un lado de la cara • reacciones alérgicas tales como urticaria o hinchazón de la cara	• caída facial unilateral temporal (parálisis de Bell) • hinchazón de la cara (la hinchazón puede ocurrir en pacientes que han recibido inyecciones estéticas faciales) • disminución del sentido del tacto o la sensibilidad de la piel • sensación inusual en la piel, como sensación de hormigueo (parestesia)	• caída facial unilateral	• reacción alérgica • urticaria • sudoración excesiva • ganglios linfáticos inflamados (linfadenopatía) • sensación inusual en la piel, como hormigueo o sensación de cosquilleo (parestesia) • pérdida de sensación o sensibilidad, especialmente en piel (hipoestesia) • zumbido persistente en los oídos (acúfenos) • coágulos de sangre en venas (tromboembolismo venoso (TEV) • parálisis temporal, generalmente, de un lado la cara (incluida la parálisis de Bell)

	Pfizer/BioNTech	Moderna	AstraZeneca	Janssen
Muy raro	• inflamación del músculo cardiaco (miocarditis) o inflamación del revestimiento externo del corazón (pericarditis) que puede dar lugar a dificultad para respirar, palpitaciones o dolor torácico	• inflamación del músculo cardiaco (miocarditis) o inflamación del revestimiento externo del corazón (pericarditis) que dar lugar a dificultad para respirar, palpitaciones o dolor torácico	• coágulos sanguíneos a menudo en lugares inusuales (ejemplo: cerebro, intestino, hígado, bazo) en combinación con una disminución del número de plaquetas sanguíneas • inflamación grave de los nervios, que puede causar parálisis y dificultad para respirar (síndro.Guillain-Barré)	• coágulos sanguíneos a menudo en lugares inusuales (por ejemplo, cerebro, hígado, intestino, bazo) en combinación con una disminución del número de plaquetas en sangre • inflamación grave de los nervios, que puede causar parálisis y dificultad para respirar (síndrome de Guillain-Barré)

	Pfizer/BioNTech	Moderna	AstraZeneca	Janssen
Frecuencia no conocida	• reacción alérgica grave • hinchazón extensa en la extremidad en la que se ha administrado la vacuna • hinchazón de la cara (puede ocurrir hinchazón de la cara en pacientes que hayan recibido inyecciones de relleno dérmico) • una reacción cutánea que causa puntos rojos o manchas en la piel, que pueden parecer una diana o un «ojo de buey» con un centro de color rojo oscuro rodeado de anillos rojos más pálidos (eritema multiforme) • sensación anormal en la piel, como cosquilleo u hormigueo (parestesia) • disminución sensibilidad, en especial en la piel (hipoestesia) • hemorragia menstrual abundante (la mayoría de los casos no parecen ser graves y son de carácter temporal	• reacciones alérgicas graves con dificultad para respirar (anafilaxia) • reacción de aumento de la sensibilidad o intolerancia del sistema inmunitario (hipersensibilidad a la palpación) • reacción cutánea que causa puntos rojos o manchas en la piel, que pueden parecer una diana u «ojo de buey» con un centro de color rojo oscuro rodeado de anillos rojos más pálidos (eritema multiforme). • inflamación extensa de la extremidad vacunada • menorragia (la mayoría de los casos resultaron ser de naturaleza moderada y temporal).	• reacción alérgica grave(anafilaxia) • hipersensibilidad • inflamación repentina bajo la piel, angioedema, como en cara, labios, boca y garganta (que puede causar dificultad para tragar o respirar • síndrome de fuga capilar (un trastorno que provoca la fuga de líquidos de los vasos sanguíneos pequeños) • niveles muy bajos de plaquetas (trombocitopenia inmune) que pueden asociarse a hemorragias. • coágulos de sangre en el cerebro, no asociados a niveles bajos de plaquetas • inflamación de la médula espinal (mielitis transversa) • inflamación de vasos sanguíneos de la piel a menudo con erupción o manchas pequeñas rojas o moradas, planas y redondas debajo de la piel o cardenales (vasculitis cutánea)	• reacción alérgica grave • síndrome de fuga capilar (un trastorno que provoca la fuga de líquidos de los vasos sanguíneos pequeños) • niveles bajos de plaquetas (trombocitopenia inmune) que pueden ir asociados con hemorragias • inflamación de la médula espinal • inflamación de vasos sanguíneos pequeños (vasculitis cutánea de vasos pequeños) con erupción cutánea o pequeñas manchas rojas o moradas, planas y redondas debajo de la superficie de la piel o hematomas

4. Notificaciones de reacciones adversas por medicamentos, vacunas y prácticas médicas

No encuentro palabras decorosas ni admisibles para referirme a lo que hace treinta años podría haber parecido increíble: la obligación de vacunar al segundo hijo de una familia, cuando la vacuna causó la muerte del primero; y después enviar a la cárcel al padre por negarse a que se le administre.

Profesor emérito F. W. Newman (1805-1897),
26 de octubre de 1874
(Citado en Humphries & Bystrianyk, 2015)

Todos los medicamentos, vacunas y prácticas médicas producen eventos adversos. Aunque se intenta ocultar y minimizar, se producen. Y algunos son de consecuencias graves para el resto de la vida del individuo, o incluso la muerte.

Este trabajo se centra en las vacunas Covid-19. Para comprender la complejidad y tener una visión más amplia, primero se expondrá brevemente las denuncias por todos los efectos adversos: medicamentos, vacunas tradicionales y prácticas médicas.

Las notificaciones de las reacciones adversas se pueden leer de varias maneras, centrándonos en tres. La primera es la que realiza un sujeto: son las notificaciones únicas. Un sujeto = a una notificación, es donde el número es menor. La segunda es por sistemas u órganos (la clasificación SOC que hemos visto), y aquí el número es mayor, ya que un sujeto puede declarar más de un órgano afectado. La tercera, es el "Preferred Term" (PT). Es dónde hay el mayor número, ya que puede haber más de un órgano dañado y/o dar lugar a varios problemas o síntomas. Se puntualizará en cada caso cual es la clasificación a que nos referimos.

Por lo general, las cifras que dan los medios oficiales y de comunicación hacen referencia a las notificaciones únicas. Al ser un número menor se proyecta la idea de menor gravedad o importancia.

Los eventos no deseados, en ocasiones tienen el origen en los medicamentos que se han tomado, y en otras son la consecuencia de las prácticas médicas. Es lo que se conoce por yatrogenia médica. Se producen en los medicamentos, en las pruebas diagnósticas y en las terapéuticas, sean de carácter preventivo o curativo.

Que se producen eventos no deseados todos lo sabemos: ciudadanía y profesionales. La ciudadanía lo sabe porque los ha padecido. Y los profesionales porque hemos sido testimonio en la práctica profesional, y los hemos causado de forma directa o indirecta, y a menudo sin ser plenamente conscientes. Además, todos sabemos que no se notifican siempre. La población lo sabe porque apenas lo hace, no hay la costumbre social ni se facilita cursarlos. No es fácil para la mayoría de personas acceder a los formularios, en otras ocasiones no vinculan el problema con una terapia o medicación, o los profesionales les desautorizan diciéndoles que no hay relación. Y los profesionales lo sabemos porque en pocas ocasiones los declaramos. No se hace por varias razones: no hay la costumbre en la praxis profesional, y se priorizan otros aspectos más urgentes como atender al enfermo en el momento que ocurren, por la presión del trabajo, los formularios no son ágiles o inconscientemente se subestima.

Y se producen sobre unos medicamentos y prácticas que en muchos casos deberíamos plantearnos acerca de su conveniencia. Muchas pruebas de todo tipo: pruebas diagnósticas, intervenciones quirúrgicas y medicamentos, a menudo no son necesarias para nuestra salud. No obstante, aumentan constantemente, en especial las preventivas, como es el caso de las vacunaciones.

Todo esto está estudiado y denunciado por muchos autores, y publicado en revistas científicas y en libros. Howick *et al.* (2022) publicaron los resultados de un trabajo de metaanálisis y revisión sistemática realizado entre enero de 2008 y marzo de 2021. Revisaron la efectividad y calidad de las intervenciones médicas. Concluyeron que a la mayoría de las intervenciones médicas les faltaba evidencia y no se estudian o notifican los daños que causan. Añaden que el 94% de intervenciones no tenían el respaldo de una evidencia científica de alta calidad, lo que es lo mismo: sólo el 6% tenían una evidencia sólida. Gérvas (2013) expone el exceso de pruebas y medicamentos que estamos tomando y que nos llevan a más problemas, convirtiendo a millones de personas sanas en enfermos. Hay muchos autores que desde hace años han estudiado y denunciado la yatrogenia médica (Leape, 1994; Lazarou *et al.* 1998; Pirmohamed *et al.* 2004; Null *et al.* 2005; Gotzsche, 2014; Humphries y Bystrianyk, 2015), entre otros. Ivan Illich (1975) ya apuntaba que la medicina moderna se estaba convirtiendo en una epidemia, y que estaba anulando la salud de los individuos, haciéndoles totalmente dependientes del sistema médico sanitario. Actualmente se considera que los medicamentos y las prácticas médicas son la tercera causa de problemas y muerte.

El siguiente gráfico [figura 8] muestra los casos únicos de efectos adversos por todos los medicamentos y vacunas declarados en España entre 1991 y julio de 2023.

Observamos el incremento progresivo a lo largo de los años, siendo especialmente notorio en los años 2021 y 2022, que coinciden con la vacunación masiva por la Covid-19. En 2021 se multiplicó por más de tres respecto a 2020; en 2022 descendió, pero siguen al alza. Vemos que el incremento sostenido viene ya de antes de las vacunas Covid-19. Las causas son varias, pero hay dos de principales. Por una parte, a la cada vez mayor dependencia de una parte importante de la población de los fármacos, y que cada vez más se están realizando mayor número de pruebas tecnológicas y procedimientos médicos y quirúrgicos.

Todo ello tiene consecuencias no deseadas. La otra (aunque de momento tiene menor peso) a la creciente concienciación (tanto en profesionales como en la población) en notificarlos.

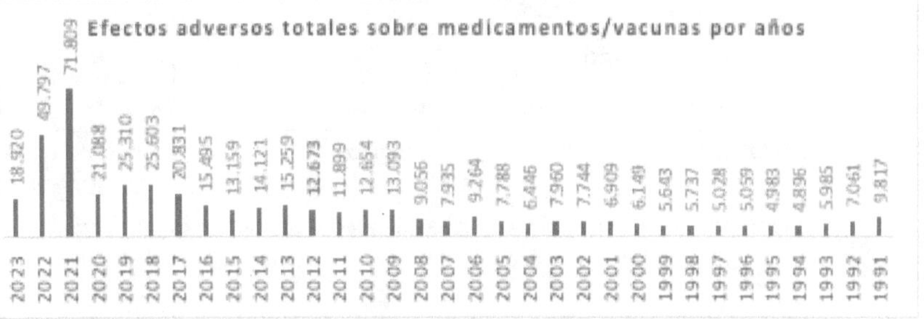

Figura 8. Casos únicos de sospechas de reacciones adversas notificadas por medicamentos o vacunas (1991-julio de 2023). Fuente[43].

Además, observamos otro dato interesante: en 2020 hubo un descenso respecto a los dos años anteriores (precisamente el año de la supuesta pandemia). Este año, a priori, podríamos pensar que deberían de haber aumentado, pero no fue así. Durante 2020, a pesar de lo que se decía, la actividad en el sistema sanitario descendió en la mayoría de departamentos. Siendo esto, seguramente, el motivo del menor número de notificaciones, ya que los hay que son la consecuencia directa de tratamientos y pruebas tecnológicas, y este año se realizaron menor número.

La siguiente tabla [figura 9], nos muestra estos datos por grupos de edad. Vemos que afectan a todas las edades.

Grupo de edad	Nº Casos	% Casos
Desconocido	30.396	6,54%
Feto	56	0,01%

43 https://www.aemps.gob.es/medicamentos-de-uso-humano/farmacovigilancia-de-medicamentos-de-uso-humano/informacion-de-sospechas-de-reacciones-adversas-a-medicamentos-de-uso-humano/informacion/

Recién nacido (0-27 días)	809	0,17%
Lactante (28 días-23 meses)	9.189	1,98%
Niño (2-11 años)	16.524	3,55%
Adolescente (12-17 años)	10.722	2,31%
Adulto (18-65 años)	268.603	57,75%
Mayor de 65 años	128.786	27,69%
Total	**465.085**	**100,00%**

Figura 9. Casos únicos de sospechas de reacciones adversas notificadas con medicamentos o acontecimientos adversos por grupos de edad (1991-2023). Fuente[44].

En cuanto a las notificaciones por sexo en estos años son las siguientes:

- Mujer: 281.752 casos (60,58%)
- Hombre: 172.141 casos (37,01%)

El siguiente listado [figura 10] muestra las notificaciones totales —por todas las vacunas, medicamentos y prácticas médicas— por órganos (según la clasificación SOC) entre 1991 y 30 junio de 2023. Observamos que es un número superior a los casos únicos, y tal como se ha dicho, se debe a que un mismo sujeto notifica problemas en más de un órgano o grupo.

Trastornos generales y alteraciones en el lugar de la administración	139.734
Trastornos del sistema nervioso	99.236
Trastornos gastrointestinales	94.578
Trastornos de la piel y del tejido subcutáneo	91.187
Trastornos musculoesqueléticos y del tejido conjuntivo	47.009
Trastornos respiratorios, torácicos y mediastínicos	35.437
Trastornos psiquiátricos	27.022
Infecciones e infestaciones	24.886

44 Ibíd.

Trastornos de la sangre y del sistema linfático	24.085
Lesiones traumáticas, intoxicaciones y complicaciones de procedimientos terapéuticos	25.056
Trastornos vasculares	22.155
Trastornos cardíacos	17.646
Exploraciones complementarias	17.614
Trastornos del metabolismo y de la nutrición	16.006
Trastornos oculares	14.889
Trastornos del aparato reproductor y de la mama	14.540
Trastornos renales y urinarios	12.449
Trastornos del sistema inmunológico	11.710
Trastornos hepatobiliares	11.598
Trastornos del oído y del laberinto	5.875
Neoplasias benignas, malignas y no especificadas (incluidas quistes y pólipos)	5.455
Problemas relativos a productos	4.806
Trastornos endocrinos	2.535
Procedimientos médicos y quirúrgicos	2.287
Embarazo, puerperio y enfermedades perinatales	1.861
Trastornos congénitos, familiares y genéticos	880
Notificaciones totales por SOC:	**770.536**

Figura 10. Notificaciones totales por SOC (1991-30 junio 2023). Fuente[45].

En relación a las vacunas, sabemos que el número de dosis que se administran (desde cada vez a más temprana edad, ya desde el momento de nacer) no para de aumentar desde la década de 1960, pero en especial en las últimas. En estos momentos, en el calendario infantil ya constan alrededor de las cincuenta dosis, y sigue creciendo. Kennedy (2022) refiere que en Estados Unidos se están administrando 69. En este otoño de 2023 se empieza a administrar a los bebés la vacuna contra el virus respiratorio sincitial, además se quiere administrar a todos

45 Ibíd.

los niños la gripal y la de la Covid-19. No serán obligatorias, pero la campaña que se llevará a cabo inducirá a los padres a creer que lo es y que vacunen a sus hijos. Y, se los intentará convencer que es necesaria y conveniente, y de la mal entendida y engañosa solidaridad social. Por tanto, no nos debe extrañar que se incremente el número de reacciones adversas.

El siguiente listado [figura 11] muestra las notificaciones por todas las vacunas (excepto las de Covid-19) entre el 1991 y julio de 2023. Son 19.870 casos únicos:

Vacuna	**Casos**
Antigripal	4.394
Antineumococo	3.016
Antimeningococo B	2.339
Antivirus papiloma humano	1.773
Antimeningococo C	1.704
Antirotavirus	1.057
Antivaricela	800
Anti H. influenza b	770
Antihepatitis B	716
Antitetánica	640
Antiherpes **Zóster**	457
Antipolio	407
Antiparotiditis	297
Anti BCG	226
Antifiebre tifoidea	214
Antihepatitis A	194
Antihepatitis A/B	157
Antimeningocócica A/B	142
Antifiebre amarilla	137
Antirubeola +sarampión + parotiditis	85
Antidifteria + tétanos	67
Antisarampión	66
Antirubeola	56
Anticólera	40

Antirrábica	38
Antidifteria + tétanos + polio	24
Antihepatitis B+ difteria + tétanos	14
Antiencefalitis japonesa	12
Antidifteria +tétanos +tos ferina	10
Antimeningococo A/CW135/Y	8
Antihepatitis B +Influenza + meningococo	7
Anti H. influenzae b + difteria + tétanos	2
Anti H. influenzae meningococo	1

Figura 11. Notificaciones únicas por vacunas excepto Covid-19 (1991 a julio 2023). Fuente[46].

El siguiente gráfico [figura 12] nos muestra la evolución de las notificaciones únicas por todas las vacunas (excepto Covid-19) en España, entre 1991 y julio de 2023.

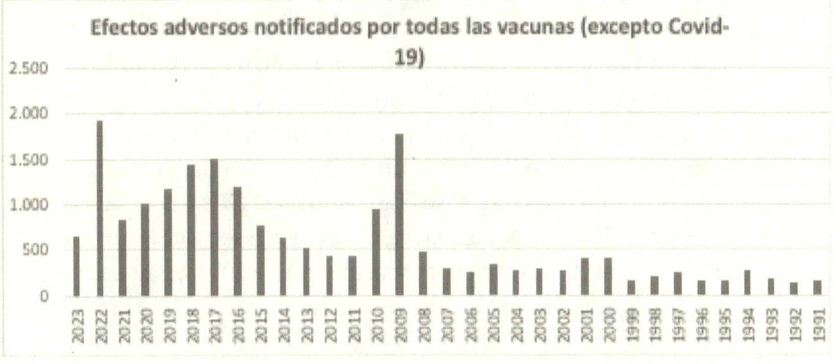

Figura 12. Efectos adversos únicos por las vacunas excepto Covid-19 por años. Fuente[47].

El incremento tan importante que observamos en el año 2009 se debe a dos hechos. Uno es la aparición de la denominada gripe

46 Ibid
47 Ibid

A (H1N1), en el 2009 hay notificados 977 eventos adversos y en el 2010 hay 473 (en los años previos eran sólo unas decenas), después disminuyeron, pero quedaron en un número superior. El otro es que en 2008 se empezó a vacunar a las adolescentes del papiloma humano, y también hubo una campaña intensa y agresiva hacia los padres de las niñas. Este año se notificaron 415 eventos adversos, y siguieron en los años posteriores. El incremento del año 2022 se debe a tres vacunas: antigripal (831 casos), antineumococo (273) y antimeningococo B (156).

No todas las vacunas tienen el mismo patrón de notificaciones a lo largo de los años. La que más casos acumulados tiene es la antigripal, apenas hay casos hasta 2009, en 2010 bajan y vuelven a subir a partir de 2019 y de forma especial en 2022. Después está la antineumococo subiendo bruscamente a partir de 2014 y 2023 va camino de ser el año que más casos tenga (en 2022 hubo 273 casos). Del herpes zóster casi no hay casos hasta 2022, en que hay 134, y hasta el 31 de julio de 2023 hay 315. Las notificaciones de antirrotavirus aumentan a partir de 2017.

Las notificaciones por la antivaricela son todas a partir de 2005. Las de la antipapiloma humano empezaron con su administración en 2009 con un pico importante, después se mantienen estables. Los casos de la antiencefalitis japonesa son a partir de 2010. Los de la antimeningococo B son todos a partir de 2015. Los de la antifiebre amarilla son de 2005 en adelante.

En algunas las notificaciones se han mantenido estables a lo largo de los años, como la de la anticólera. Las de la antimeningococo C, antiparotiditis, antirrábica, antisarampión, antifiebre tifoidea y anti H. influenza B se detectan a lo largo de todos los años desde 1991, aunque algunas tienden a aumentar en estos últimos. Otras hacen una pausa y reaparecen más tarde cómo la antidifteria + tétanos. En la anti BCG hubo un pico en el 2004, después hay menos casos. Las de la antirubeola son a lo largo de los años, aumentando en 2016 y en 2017. Las de la antihepatitis A son entre 2010 y la actualidad, las de la hepatitis A/B aumentan estos últimos años, y las de la antihepatitis B desde los inicios hasta la actualidad. En los primeros años se dieron más notificaciones de la antipolio (en especial entre 1990-2005). La antirrubeola + sarampión + parotiditis son sobre todo en los años 1990.

En cuanto a los problemas que se notifican son los que conocemos que producen todas las vacunas (se expone de forma más detallada al abordar las de la Covid-19). Los más comunes son los locales: dolor, inflamación, edema, hinchazón, molestia o induración en el lugar de inyección. También otros como: fiebre, cefalea, fatiga, malestar, vómitos, diarrea, llanto, pérdida del apetito, astenia, mialgia o linfadenopatia. También se declaran casos mucho más graves como la muerte súbita en diversas vacunas, en la vacuna antigripal hay 11 casos, y de la antineumococo 4 de parada cardiorrespiratoria. Otros problemas graves son: síndrome de Guillain-Barré, tetraplejia, parálisis, encefalitis, meningitis, meningoencefalitis, shock anafiláctico, hepatitis, miocarditis, pericarditis o pleuropericarditis.

Si analizamos las dos vacunas que tienen más eventos adversos notificados: la antigripal y la antineumococo tenemos la siguiente relación:

- Antigripal: 4.394 únicas. Por SOC: 7.171 (1.725 son graves y 5.446 no graves), y por PT: más de 9.900. El factor gravedad alcanza un 24%.
- Antineumococo: 3.016 notificaciones. Por SOC: 4.391 (1.406 son graves y 2.985 no graves), y por PT: más de 6.200. El factor gravedad alcanza un 32%.

Por otro lado, en estos últimos tiempos ha habido debate en que las notificaciones de las vacunas Covid-19 eran muy superiores a las de las vacunas administradas anteriormente. Un debate que se ha silenciado desde las instancias oficiales, tanto políticas como sanitarias. En este sentido, el siguiente gráfico [figura 13] nos sirve para ilustrar de forma visible el cuantioso aumento de comunicaciones a partir de 2021 por todas las vacunas juntas: las tradicionales y las de la Covid-19.

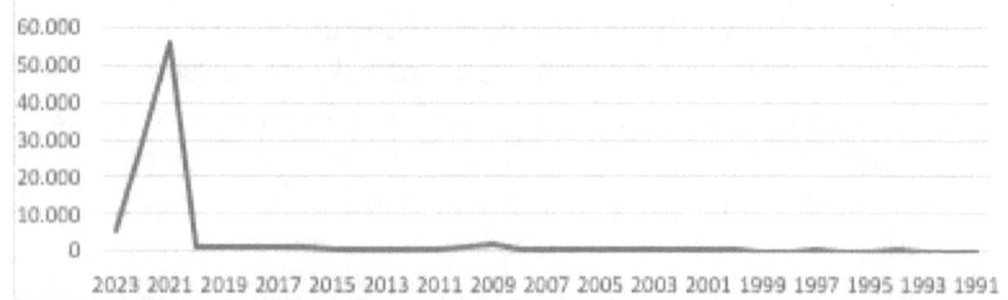

Figura 13. Notificaciones únicas de todas las vacunas por años. Fuente[48].

Estos datos nos dicen que se han cuadriplicado, y un poco más, los efectos adversos notificados por las vacunas Covid-19 (en poco más de dos años) que los que se habían declarado por todas las demás juntas en más de treinta (desde 1991 hasta julio de 2023). No obstante, hemos de tener en cuenta un factor importante: que ahora se ha vacunado masivamente (nunca antes había sucedido). Por tanto, para establecer una relación exacta se debería conocer exactamente las dosis de todas las vacunas que se han administrado a lo largo de todos estos años. Pero estos datos ya nos dicen por dónde van las cosas. Y, a pesar de este aumento tan escandaloso no se han suspendido, al contrario, se sigue vacunando.

48 Ibid

Resumiendo, en este capítulo hemos visto que los reportes por efectos adversos por medicamentos, vacunas y prácticas médicas no es nuevo, hay constancia desde el año 1991. Vemos que a lo largo de estos años el incremento ha sido constante y gradual. En cambio, en los años 2021 y 2022 las notificaciones aumentaron de forma inusual. Ello nos dice que algo sucedió en la sociedad en estos años para que hubiera tal cantidad de reportes por efectos adversos —las denuncias no se realizan sin que haya acontecido un incidente—. Y el evento que ha ocurrido ha sido la vacunación masiva con un producto nuevo, experimental y sin ninguna garantía sobre su eficacia y seguridad. Y, se ha hecho bajo la amenaza y la coacción. Y lo peor, sin ser necesario para la salud (ni individual ni pública).

5. Las notificaciones por reacciones adversas por las vacunas Covid-19

Se había producido el hechizo semántico que convertía una enfermedad en otra. Este hechizo había transformado la terrible difteria en anginas en los años sesenta… el mismo hechizo semántico utilizado en sentido inverso transformó las anginas en difteria en Olot en 2015. Y volvimos a tener difteria en España. Es el mismo efecto del "poder creador y transformador de las palabras", pero utilizado en sentido inverso.

(Costa y García, 2015)

En cuanto a los eventos adversos por las vacunas Covid-19, constan **84.650** notificaciones únicas entre el 27 de diciembre de 2020 y el 31 de diciembre de 2022[49]. De estas se consideraron graves 14.003. A fecha de 31 de julio de 2023 el total sube a **89.141**.

La mortalidad en España atribuida a la Covid-19 en 2020 fue de un 0,15% sobre el total de la población. Pero no podemos olvidar que, se ha reconocido que muchas muertes atribuidas a la Covid-19 lo fueron por otras causas. Las notificaciones únicas por los efectos de las vacunas Covid-19 son un 0,21% sobre las personas vacunadas. Pero aquí hay un aspecto de suma importancia. Mientras que oficialmente en la mortalidad sobre la Covid-19 (2020) hubo sobrevaloración y magnificación; la que se ha producido en los años 2021 y 2022 (los años de la administración masiva de vacunas) ha sido

49 https://www.aemps.gob.es/informa/19o-informe-de-farmacovigilancia-sobre-vacunascovid-19/

infravalorada y silenciada. Asimismo, se ha omitido que sólo se reportan pocos casos, que muy probablemente no llegarían ni al 10%. Y no se ha investigado su relación ni las causas.

La siguiente tabla [figura 14] nos muestra los efectos adversos de las vacunas Covid-19 notificados por grupos de órganos (según la clasificación internacional SOC), y se especifica si son considerados graves o no graves[50]. La página del Ministerio de Sanidad entiende la gravedad de la siguiente forma[51]:

> *Entendiéndose como tal cualquier acontecimiento adverso que requiera o prolongue la hospitalización, dé lugar a una discapacidad significativa o persistente o malformación congénita, ponga en peligro la vida o resulte mortal, así como cualquier otra condición que se considere clínicamente significativa. Debe tenerse en cuenta que la notificación de los acontecimientos adversos graves y su registro es prioritaria frente a los considerados no graves.*

En el análisis de esta tabla nos centraremos en el factor gravedad: en el porcentaje que la población ha notificado como grave. En todos los grupos SOC los hay de graves a pesar que las farmacéuticas no habían detectado ni graves ni leves.

Hemos visto en el apartado anterior (en los grupos SOC) que no todas las compañías declaran problemas en cada grupo, y que sólo hay algunos cambios entre las compañías. Ahora veremos los que notifican los ciudadanos en cada grupo y si los consideran graves o no graves.

---

50 https://www.aemps.gob.es/medicamentos-de-uso-humano/farmacovigilancia-de-medicamentos-de-uso-humano/informacion-de-sospechas-de-reacciones-adversas-a-medicamentos-de-uso-humano/informacion/

51 https://www.aemps.gob.es/informa/19o-informe-de-farmacovigilancia-sobre-vacunascovid-19/

Tabla 14. Efectos adversos totales por SOC: 166.833, de los cuales 28.935 son graves. Datos recogidos hasta el 30 de junio de 2022.

	AstraZeneca			**Janssen**			**Moderna**			**Pfizer/BioNTech**		
	graves	no graves	**Totales**	graves	no graves	**Totales**	graves	no graves	**Totales**	graves	no graves	**Totales**
Trastornos generales y alteraciones en el lugar de la administración	1079	10805	**11884**	184	1434	**1618**	861	14369	**15230**	2824	26387	**29211**
Trastornos del sistema nervioso	1494	6823	**8317**	220	806	**1026**	879	5231	**6110**	2653	11996	**14649**
Trastornos musculoes-queléticos y del tejido conjuntivo	624	5353	**5977**	83	659	**742**	359	5002	**5361**	951	10184	**11135**
Trastornos gastrointesti-nales	477	2730	**3207**	59	342	**401**	302	2759	**3061**	998	6596	**7594**
Trastornos de la piel y del tejido subcutáneo	308	1229	**1537**	50	168	**218**	309	1501	**1810**	899	2868	**3767**
Trastornos respiratorios, torácicos y mediastínicos	399	512	**911**	65	71	**136**	289	628	**917**	1296	1632	**2928**
Trastornos vasculares	450	329	**779**	74	42	**116**	182	195	**377**	739	500	**1239**
Trastornos del aparato reproductor y de la mama	188	531	**719**	32	135	**167**	254	906	**1160**	687	2764	**3451**
Trastornos oculares	243	289	**532**	23	30	**53**	106	153	**259**	316	513	**829**
Infecciones e infestaciones	267	245	**512**	86	48	**134**	302	319	**621**	1684	939	**2623**
Trastornos cardíacos	240	199	**439**	45	16	**61**	350	194	**544**	944	445	**1389**
Trastornos de la sangre y del sistema linfático	216	187	**403**	37	35	**72**	169	1124	**1293**	516	3158	**3674**

Trastornos del oído y del laberinto	128	227	**355**	15	24	**39**	70	156	**226**	219	456	**675**
Trastornos psiquiátricos	102	222	**324**	13	44	**57**	80	187	**267**	269	626	**895**
Trastornos del metabolismo y de la nutrición	53	193	**246**	11	23	**34**	32	107	**139**	111	218	**329**
Exploraciones complementarias	83	96	**179**	16	18	**34**	40	49	**89**	180	154	**334**
Lesiones traumáticas, intoxicaciones y complicaciones procedimientos terapéuticos	63	116	**179**	9	17	**26**	39	141	**180**	159	171	**330**
Trastornos del sistema inmunológico	65	42	**107**	5	3	**8**	76	53	**129**	257	112	**369**
Trastornos renales y urinarios	48	57	**105**	5	6	**11**	46	63	**109**	132	86	**218**
Procedimientos médicos y quirúrgicos	32	32	**64**	13	3	**16**	137	513	**650**	168	237	**405**
Trastornos hepatobiliares	32	6	**38**	10	0	**10**	25	5	**30**	100	9	**109**
Neoplasias benignas, malignas y no especificadas (incl. quistes y pólipos)	13	5	**18**	6	1	**7**	13	4	**17**	55	7	**62**
Trastornos endocrinos	15	3	**18**	4	0	**4**	18		**18**	39	7	**46**
Embarazo, puerperio y enfermedades perinatales	10	0	**10**				15		**15**	68	4	**72**
Trastornos congénitos, familiares y genéticos	7	1	**8**				2	2	**4**	13	2	**15**
Problemas relativos a productos	2	4	**6**					1		0	4	**4**
	6638	30236	**36874**	1065	3929	**4990**	4955	33662	**38617**	16277	70075	**86352**

Los cinco primeros lugares por número de notificaciones (de las cuatro compañías farmacéuticas) los ocupan los mismos grupos SOC. El grupo que más tiene es el de los trastornos generales y alteraciones en el lugar de la administración, que en algún caso dobla a los de la segunda posición: los trastornos del sistema nervioso. Después vienen los musculoesqueléticos y del sistema conjuntivo, los gastrointestinales y el de los trastornos de la piel y del tejido subcutáneo. A partir de aquí hay variaciones en el orden de notificaciones. En estos grupos el factor gravedad es más bajo que en los demás, y al tener muchas más notificaciones contribuye a que el factor gravedad total sea más bajo.

- Trastornos generales y alteraciones en el lugar de la administración. Casos totales: 57.943. Graves: 4.948. El factor gravedad es del 8,5%.
- Trastornos del sistema nervioso. Casos totales: 30.102. Graves: 5.246. El factor gravedad es del 17%.
- Trastornos musculoesqueléticos y del tejido conjuntivo. Casos totales: 23.215. Graves: 2.017. El factor gravedad es del 8,6%.
- Trastornos gastrointestinales. Casos totales: 14.263. Graves: 1.836. El factor gravedad es del 13%.
- Trastornos de la piel y el del tejido subcutáneo. Casos totales: 7.332. Graves: 1.566. El factor gravedad es del 21%.
- Trastornos cardíacos. Casos totales: 2.433. Graves: 1.579. El factor gravedad es del 64%. En AstraZeneca es del 54%, en Janssen del 73%, en Moderna del 64% y en Pfizer/BioNTech del 67%. Los declaran sólo Pfizer y Moderna. Ni AstraZeneca ni Janssen los reconocen en sus ensayos.
- Trastornos vasculares. Casos totales: 2.511. Graves: 1.445. El factor gravedad es del 57%. Sólo AstraZeneca y Janssen afirman haberlos detectado.
- Trastornos de la sangre y del sistema linfático. Casos totales: 5.442. Graves: 938. El factor gravedad es del

17%. En AstraZeneca y Janssen superan el 50%. En Moderna y Pfizer/BioNTech quedan por debajo del 10%.

- Trastornos del sistema inmunológico. Casos totales: 613. Graves: 403. El factor gravedad es del 65%.
- Infecciones e infestaciones. Casos totales: 3.890. Graves: 2.339. El factor gravedad es del 60%. Ninguna los había declarado.
- Trastornos respiratorios, torácicos y mediastínicos. Casos totales: 4.892. Graves: 2.049. El factor gravedad es del 41%. Sólo los declara Jansen, y aún leves.
- Trastornos renales y urinarios. Casos totales: 443. Graves: 231. El factor gravedad es de 52%. Ninguna los había declarado.
- Trastornos oculares. Casos totales: 1.673. Graves: 688. El factor gravedad es del 41%. Ninguna los había declarado.
- Oído y laberinto. Casos totales: 1.295. Graves: 432. El factor gravedad es del 33%. Sólo los declaran AstraZeneca y Janssen.
- Trastornos del aparato reproductor y de la mama. Casos totales: 5.497. Graves: 1.161. El factor gravedad es del 21%. Sólo los declaran Moderna y Pfizer/BioNTech.
- Trastornos psiquiátricos. Casos totales: 1.543. Graves: 464. El factor gravedad es del 30%. Sólo los declaran Pfizer/BioNTech y Moderna.
- Trastornos del metabolismo y de la nutrición. Casos totales: 748. Graves: 207. El factor es del 27%. Todas los habían declarado excepto Janssen.

Hay unos cuantos grupos que tienen notificadas una cantidad más pequeña de reacciones adversas, no obstante, la inmensa mayoría son graves. Ninguna compañía los había declarado. Son los que siguen.

- Trastornos hepatobiliares. Casos totales: 187. Graves: 167 casos graves. El factor gravedad es del 89%.

- Neoplasias benignas, malignas y no especificadas. Casos totales: 104. Graves: 87. El factor gravedad es del 83%.
- Trastornos endocrinos. Casos totales: 86. Graves: 76. El factor gravedad es del 88%.
- Embarazo, puerperio y enfermedades perinatales. Casos totales: 97. Graves: 93. El factor gravedad es del 95%. En este grupo Janssen no tiene casos notificados.
- Trastornos congénitos, familiares y genéticos. Casos totales: 27. Graves: 22. El factor gravedad es del 81%. En este grupo Janssen no tiene casos notificados.

Además, hay otros tres grupos que tampoco ninguna compañía los declara, pero que a priori no tienen una relación tan directa. Son los siguientes: las exploraciones complementarias; el de las lesiones traumáticas, intoxicaciones y complicaciones de procedimientos terapéuticos; y el de los procedimientos médicos y quirúrgicos. Básicamente, son a consecuencia de la yatrogenia de las prácticas médicas. En estos grupos el factor gravedad oscila entre el 30 y el 50%. Probablemente, no tienen una relación directa con las vacunas, pero sí en tanto que, en muchos casos seguramente son el resultado de las intervenciones debidas a los efectos adversos.

De los 166.833 efectos adversos se han declarado graves 28.935 casos, es un 17% del total. En Pfizer/BioNTech es un 18%; en Moderna un 12%; en AstraZeneca un 18%; y en Janssen un 21%.

Además, es curioso que las compañías farmacéuticas en los ensayos no detectaran ningún problema relativo al producto es sí mismo. Hemos visto en las fichas que mencionaban errores en la dilución (del profesional). También consta error de almacenamiento. Es decir, el error y la responsabilidad es de los "otros", no de la compañía. Con esto no se está diciendo que los profesionales no cometen errores, sino que la responsabilidad se hace recaer sólo en ellos. Ya nos lo advirtió Ivan Illich (1975): mientras las compañías quedan indemnes de los daños y del debate, cargan la culpa a los *otros*.

Resumiendo, lo que nos muestran estos datos es que después de la vacunación se han producido supuestas reacciones adversas que son graves para el sujeto que las sufre, y muchas dejarán secuelas y necesitarán tratamiento para toda la vida, o han llevado a la muerte. Y no son testimoniales, ya que hay declarados 28.935 casos hasta el 30 de junio de 2023. Y sabemos que se declaran sólo una parte muy pequeña. Algunos sostienen que se reportan tan sólo el 10% de los que se producen. Pero los que hemos estado en la asistencia directa debemos, incluso, poner en duda esta cifra, en el sentido que probablemente no lleguen a ella.

En la siguiente tabla [figura 15], la primera columna nos muestra las dosis administradas por cada compañía. La segunda las notificaciones únicas, por SOC y por PT que ha recibido cada compañía. La tercera columna nos muestra los porcentajes entre los valores de la segunda columna y los de la primera (por cada compañía). Así, en la última columna vemos los porcentajes por notificaciones únicas, por SOC y por PT que recibe cada farmacéutica.

	Dosis administradas	**Notificaciones: únicas, por SOC y por PT**	**Porcentaje sobre notificaciones únicas, SOC y PT**
Pfizer/ BioNTech	76.764.834	48.673 // 86.352 // 116.000	0,06% // 0,11% // 0,15%
Moderna	17.147.059	20.712 // 38.617 // 53.500	0,12% // 0,22% // 0,31%
AstraZeneca	9.798.358	17.315 // 36.874 // 50.800	0,17% // 0,37% // 0,51%
Janssen	1.983.670	2.441 // 4.990 // 6.500	0,12% // 0,25% // 0,32%
Total	105.693.921	89.141 // 166.833 // 227.500	0,08% // 0,15% // 0,21%

Figura 15. Relación dosis administradas y porcentaje efectos adversos.

Esta tabla también nos dice que cada sujeto que ha notificado efectos adversos de promedio lo ha hecho sobre 1,8 órganos o sistemas (SOC). Y de promedio cada sujeto ha notificado 2,55 síntomas o problemas (PT). Estos datos evidencian que se han notificado muchas más reacciones adversas de lo que se explica. Cuando se apunta que se ha realizado más de 89.141 notificaciones, induce a creer que es la cifra total. Y esto, vemos que tiene más de una lectura o interpretación.

Ahora vamos a ver la frecuencia de los problemas que dicen haber detectado las compañías farmacéuticas (según afirman en las fichas técnicas), y la relacionaremos con la de las notificaciones de la población. Para ello utilizaremos la misma escala de valores. No obstante, presenta algunas dificultades.

En las reacciones adversas hay problemas que la población los ha notificado con distintos nombres, pero probablemente se trata del mismo. A veces la relación es clara, otras no; por tanto, hay dudas. Por ejemplo, a veces simplemente se menciona dolor, pero no se especifica dónde está localizado. Otro ejemplo es que Moderna y Pfizer/BioNTech, en la parte del usuario dicen que las miocarditis y pericarditis pueden dar palpitaciones o dificultad respiratoria (esto es así), pero estos síntomas también se dan en otros problemas. Otro ejemplo es que estas dos compañías mencionan sólo hemorragia menstrual abundante; no obstante, las mujeres han notificado otros trastornos ginecológicos. AstraZeneca y Janssen mencionan los coágulos sanguíneos a menudo en lugares inusuales, poniendo algunos ejemplos, pero los hay notificados en otros órganos. O mencionan casos muy raros de hemorragias en las advertencias y precauciones para los profesionales, pero en la lista de los efectos adversos detectados no los reconocen explícitamente.

Las notificaciones a veces no están bien definidas o detalladas, tanto en las declaraciones de las compañías como en los reportes de la población. Por tanto, a menudo hay ambigüedad y confusión, o incluso hay alguna contradicción en las fichas técnicas. Por lo que, en algún caso, la relación también puede estar sujeta a la interpretación de la autora de este trabajo.

Asimismo, hay casos que se notifican que son, muy probablemente, consecuencia de las complicaciones que han sobrevenido al diagnóstico o problema primario. Otro aspecto es que el mismo síntoma cada persona lo puede definir o percibir de manera sensiblemente diferente, con un matiz diferente. Aquello que para uno es un simple malestar, para otro es un agotamiento extremo. Lo mismo sucede con el dolor, que se percibe de muy diferente manera. No todos tenemos el mismo umbral de tolerancia a los problemas. Por todo ello, a veces es difícil realizar una relación exacta.

Cuando las reacciones adversas no constan en las fichas técnicas, en los casos que hay dudas, y/o que faltan datos para establecer una relación lo más exacta posible, se ha optado por anotar "no especificada / no consta". No obstante, se ha calculado la frecuencia con que los ha declarado la población, y para ello se ha utilizado la misma escala.

En estos casos que no está bien especificado y que llevan dudas, nos podemos preguntar si acaso es intencional. Si no se puede establecer una relación exacta, es más fácil escabullirse de la responsabilidad.

Se analizan algunas de las reacciones adversas que la ciudadanía ha notificado más y algunas de las que menos. La frecuencia se calcula según esta escala que hemos visto antes:

- Muy frecuentes (≥ 1/10). Pueden afectar a más de 1 de cada 10 personas.
- Frecuentes (≥ 1/100 a < 1/10). Pueden afectar hasta 1 de cada 10 personas.
- Poco frecuentes (≥ 1/1.000 a < 1/100). Pueden afectar hasta 1 de cada 100.
- Raras (≥1/10.000 a < 1/1.000). Pueden afectar hasta 1 de cada 1.000.
- Muy raras (< 1/10.000). Pueden afectar hasta 1 de cada 10.000 personas.

- Frecuencia no conocida, no puede estimarse a partir de los datos disponibles.

AstraZeneca (17.315 notificaciones únicas)

Casos/Porcentaje	Frecuencia notificada	Declarada por las compañías
Fiebre: 8.755 (50,5%)	Muy frecuente	Frecuente
Cefalea: 6.264 (36,1%)	Muy frecuente	Muy frecuente
Mialgia: 3.880 (22,4%)	Muy frecuente	Muy frecuente
Malestar: 2.272 (13,1%)	Muy frecuente	Muy frecuente
Escalofríos: 2.237 (12,9%)	Muy frecuente	Muy frecuente
Dolor en zona de vacunación: 1.993 (11,5%)	Muy frecuente	Muy frecuente
Fatiga: 1.757 (10,4%)	Muy frecuente	Muy frecuente
Náuseas: 1.445 (8,34%)	Frecuente	Muy frecuente
Mareo: 1.424 (8,22%)	Frecuente	Poco frecuente
Artralgia: 1.093 (6,31%)	Frecuente	Muy frecuente
Astenia: 891 (5,14%)	Frecuente	Frecuente
Vómitos: 793 (4,57%)	Frecuente	Frecuente
Diarrea: 681 (3,93%)	Frecuente	Frecuente
Parestesia (hormigueo): 615 (3,55%)	Frecuente	Poco frecuente
Dolor en una extremidad: 534 (3,08%)	Frecuente	Frecuente
Temblor: 364 (2,10%)	Frecuente	No especificada / no consta
Erupción: 319 (1,84%)	Frecuente	Poco frecuente
Dolor de espalda: 281 (1,62%)	Frecuente	No especificada / no consta
Hiperhidrosis (aumento sudoración): 238 (1,37%)	Frecuente	Poco frecuente
Inflamación en zona vacunación: 228 (1,31%)	Frecuente	Frecuente
Prurito: 218 (1,25%)	Frecuente	Poco frecuente
Disnea: 210 (1,21%)	Frecuente	No especificada / no consta
Dolor abdominal: 210 (1,21%)	Frecuente	Poco frecuente

Taquicardia: 204 (1,17%)	Frecuente	No especificada / no consta
Síncope: 164 (0,94%)	Poco frecuente	No especificada / no consta
Trastorno regulación temperatura: 142 (0,82%)	Poco frecuente	No especificada / no consta
Embolia pulmonar: 129 (0,74%)	Poco frecuente	Muy rara
Acúfenos: 126 (0,72%)	Poco frecuente	Poco frecuente
Sangrado menstrual intenso:119 (0,68%)	Poco frecuente	No especificada / no consta
Trombosis venosa profunda: 98 (0,56%)	Poco frecuente	Muy rara
Hipoestesia: 95 (0,54%)	Poco frecuente	Poco frecuente
Amenorrea: 91 (0,52%)	Poco frecuente	No especificada / no consta
Epistaxis: 89 (0,51%)	Poco frecuente	No especificada / no consta
Guillain-Barré: 64 (0,36%)	Poco frecuente	Muy rara
Angioedema: 46 (0,26%)	Poco frecuente	Frecuencia no conocida
Infarto de miocardio: 38 (0,21%)	Poco frecuente	No especificada / no consta
Parálisis facial: 37 (0,21%)	Poco frecuente	Rara
Dímero D fibrina elevado: 27 (0,15%)	Poco frecuente	No especificada / no consta
Ictus: 27 (0,15%)	Poco frecuente	No especificada / no consta
Trombocitopenia inmune: 26 (0,15%)	Poco frecuente	Frecuencia no conocida
Reacción anafiláctica: 26 (0,15%)	Poco frecuente	Frecuencia no conocida
Trombosis seno venoso cerebral: 20 (0,11%)	Poco frecuente	Frecuencia no conocida
Pericarditis: 18 (0,10%)	Poco frecuente	No especificada / no consta
Mielitis: 16 (0,092%)	Rara	Frecuencia no conocida
Trombosis pulmonar: 15 (0,086%)	Rara	Muy rara
Hemorragia cerebral: 12 (0,069%)	Rara	Muy rara

Vasculitis cutánea: 11 (0,063%)	Rara	Frecuencia no conocida
Parálisis de Bell: 11 (0,063%)	Rara	No especificada / no consta
Parada cardiorrespiratoria:10 (0,057%)	Rara	No especificada / no consta
Trombosis venosa cerebral: 9 (0,051%)	Rara	Muy rara
Encefalitis: 9 (0,051%)	Rara	No especificada / no consta
Miocarditis: 8 (0,046%)	Rara	No especificada / no consta
Trombosis arteria coronaria: 5 (0,028%)	Rara	Muy rara
Trombosis del seno sagital superior: 5 (0,028%)	Rara	Frecuencia no conocida
Trombosis vena yugular: 5 (0,028%)	Rara	No especificada / no consta
Trombosis con síndrome de trombocitopenia: 4 (0,023%)	Rara	Muy rara
Trombosis arteria mesentérica: 4 (0,023%)	Rara	Muy rara
Atrofia zona vacunación: 2 (0,011%)	Rara	No especificada / no consta
Coagulación intravascular diseminada: 2 (0,011%)	Rara	No especificada / no consta
Fallo hepático agudo: 2 (0,011%)	Rara	No especificada / no consta
Infarto talámico: 2 (0,011%)	Rara	No especificada / no consta
Pancreatitis aguda: 2 (0,011%)	Rara	No especificada / no consta
Trombosis venosa portoesplenomesentérica: 2(0,011%)	Rara	No especificada / no consta
Bloqueo auriculoventricular completo: 1 (0,005%)	Muy rara	No especificada / no consta

Janssen (2.441 notificaciones únicas)

Casos/Porcentaje	Frecuencia notificada	Declarada por las compañías
Fiebre: 1.089 (44,6%)	Muy frecuente	Frecuente
Cefalea: 705 (28,8%)	Muy frecuente	Muy frecuente
Mialgia: 443 (18,1%)	Muy frecuente	Muy frecuente
Malestar: 317 (12,9%)	Muy frecuente	Poco frecuente
Fatiga: 238 (9,75%)	Frecuente	Muy frecuente
Dolor zona vacunación: 190 (7,78%)	Frecuente	Muy frecuente
Mareo: 175 (7,16%)	Frecuente	Poco frecuente
Náuseas: 174 (7,12%)	Frecuente	Muy frecuente
Escalofríos: 164 (6,71%)	Frecuente	Frecuente
Astenia: 143 (5,85%)	Frecuente	Poco frecuente
Artralgia: 124 (5,07%)	Frecuente	Poco frecuente
Dolor en una extremidad: 116 (4,75%)	Frecuente	Poco frecuente
Parestesia (hormigueo): 109 (4,46%)	Frecuente	Rara
Diarrea: 96 (3,93%)	Frecuente	Poco frecuente
Vómitos: 90 (3,68%)	Frecuente	Poco frecuente
Erupción: 51 (2,08%)	Frecuente	Poco frecuente
Linfadenopatia: 38 (1,55%)	Frecuente	Rara
Urticaria: 34 (1,39%)	Frecuente	Rara
Sangrado menstrual intenso: 30 (1,22%)	Frecuente	No especificada / no consta
Covid-19: 28 (1,14%)	Frecuente	No especificada / no consta
Apetito disminuido: 23 (0,94%)	Poco frecuente	No especificada / no consta
Síndrome Guillain-Barré: 23 (0,94%)	Poco frecuente	Muy rara
Neumonía por Covid-19: 22 (0,90%)	Poco frecuente	No especificada / no consta
Síncope: 22 (0,90%)	Poco frecuente	No especificada / no consta
Trombosis venosa profunda: 22 (0,90%)	Poco frecuente	Rara

Eritema: 17 (0,69%)	Poco frecuente	Frecuente
Temblor: 17 (0,69%)	Poco frecuente	Poco frecuente
Trastorno regulación temperatura: 16 (0,65%)	Poco frecuente	No especificada / no consta
Insomnio: 13 (0,53%)	Poco frecuente	No especificada / no consta
Dolor parte superior del abdomen: 12 (0,49%)	Poco frecuente	No especificada / no consta
Parálisis facial: 12 (0,49%)	Poco frecuente	Rara
Vértigo: 10 (0,40%)	Poco frecuente	No especificada / no consta
Dolor ocular: 9 (0,36%)	Poco frecuente	No especificada / no consta
Dificultad respiratoria: 7 (0,28%)	Poco frecuente	No especificada / no consta
Infarto de miocardio: 7 (0,28%)	Poco frecuente	No especificada / no consta
Empeoramiento de la enfermedad: 6 (0,24%)	Poco frecuente	No especificada / no consta
Alteración de la marcha: 5 (0,20%)	Poco frecuente	No especificada / no consta
Síndrome fuga capilar: 5 (0,20%)	Poco frecuente	Frecuencia no conocida
Trombocitopenia inmune: 5 (0,20%)	Poco frecuente	Frecuencia no conocida
Estado confusional: 5 (0,20%)	Poco frecuente	No especificada / no consta
Asma: 4 (0,16%)	Poco frecuente	No especificada / no consta
Hemorragia conjuntival: 4 (0,16%)	Poco frecuente	No especificada / no consta
Fibrilación auricular: 4 (0,16%)	Poco frecuente	No especificada / no consta
Nerviosismo: 4 (0,16%)	Poco frecuente	No especificada / no consta
Parada cardiorrespiratoria: 4 (0,16%)	Poco frecuente	No especificada / no consta
Dímero D fibrina alterado: 3 (0,12%)	Poco frecuente	No especificada / no consta
Vasculitis cutánea: 3 (0,12%)	Poco frecuente	Frecuencia no conocida

Fallo respiratorio: 3 (0,12%)	Poco frecuente	No especificada / no consta
Hematoma pared abdominal: 2 (0,081%)	Rara	No especificada / no consta
Ictus hemorrágico: 2 (0,081%)	Rara	Muy rara
Ictus isquémico: 2 (0,081%)	Rara	Muy rara
Miocarditis: 2 (0,081%)	Rara	No especificada / no consta
Neuralgia postherpética: 2 (0,081%)	Rara	No especificada / no consta
Neuritis óptica: 2 (0,081%)	Rara	No especificada / no consta
Prostatitis: 2 (0,081%)	Rara	No especificada / no consta
Trombosis vena porta: 2 (0,081%)	Rara	Muy rara
Accidente cerebrovascular: 1 (0,040%)	Rara	No especificada / no consta
Taponamiento cardíaco: 1 (0,040%)	Rara	No especificada / no consta

Moderna (20.712 notificaciones únicas)

Casos/Porcentaje	Frecuencia notificada	Declarada por las compañías
Fiebre: 9.070 (43,7%)	Muy frecuente	Muy frecuente
Cefalea: 4.457 (21,5%)	Muy frecuente	Muy frecuente
Mialgia: 3.487 (16,8%)	Muy frecuente	Muy frecuente
Malestar: 3.120 (15%)	Muy frecuente	Muy frecuente
Dolor en zona de vacunación: 2.912 (14%)	Muy frecuente	Muy frecuente
Fatiga: 1.506 (7,27%)	Frecuente	Muy frecuente
Escalofríos: 1.436 (6,93%)	Frecuente	Muy frecuente
Náuseas: 1.404 (6,77%)	Frecuente	Muy frecuente
Linfadenopatía: 1.179 (5,69%)	Frecuente	Muy frecuente
Inflamación zona de vacunación: 1.034 (4,99%)	Frecuente	Muy frecuente
Artralgia: 1.017 (4,91%)	Frecuente	Muy frecuente

Astenia: 948 (4,57%)	Frecuente	Muy frecuente
Mareo: 911 (4,39%)	Frecuente	Poco frecuente
Vómitos: 838 (4,04%)	Frecuente	Muy frecuente
Eritema en la zona inyección: 790 (3,81%)	Frecuente	Muy frecuente
Linfadenopatía zona vacunación: 718 (3,46%)	Frecuente	Muy frecuente
Diarrea: 696 (3,36%)	Frecuente	Frecuente
Parestesia (hormigueo): 417 (2,01%)	Frecuente	Rara
Eritema: 360 (1,73%)	Frecuente	Muy frecuente
Prurito zona vacunación: 356 (1,71%)	Frecuente	Poco frecuente
Erupción: 328 (1,58%)	Frecuente	Frecuente
Dolor musculoesquelético: 320 (1,54%)	Frecuente	Muy frecuente
Urticaria: 315 (1,52%)	Frecuente	Poco frecuente
Sangrado menstrual intenso: 223 (1,07%)	Frecuente	Frecuencia no conocida
Dolor torácico: 213 (1,02%)	Frecuente	No especificada / no consta
Disnea: 212 (1,02%)	Frecuente	No especificada / no consta
Síncope: 186 (0,89%)	Poco frecuente	No especificada / no consta
Dolor abdominal: 184 (0,88%)	Poco frecuente	Poco frecuente
Taquicardia: 176 (0,84%)	Poco frecuente	No especificada / no consta
Trastorno menstrual: 167 (0,80%)	Poco frecuente	No especificada / no consta
Amenorrea: 133 (0,64%)	Poco frecuente	No especificada / no consta
Palpitaciones: 115 (0,55%)	Poco frecuente	No especificada / no consta
Covid-19: 104 (0,50%)	Poco frecuente	No especificada / no consta
Insomnio: 84 (0,40%)	Poco frecuente	No especificada / no consta
Vértigo: 79 (0,38%)	Poco frecuente	No especificada / no consta

Hipoestesia: 70 (0,33%)	Poco frecuente	Rara
Miocarditis: 70 (0,33%)	Poco frecuente	Muy rara
Embolia pulmonar: 59 (0,28%)	Poco frecuente	No especificada / no consta
Visión borrosa: 51 (0,24%)	Poco frecuente	No especificada / no consta
Linfadenitis: 47 (0,22%)	Poco frecuente	No especificada / no consta
Pericarditis: 47 (0,22%)	Poco frecuente	Muy rara
Miopericarditis: 41 (0,19%)	Poco frecuente	No especifica / no consta
Parálisis facial: 39 (0,18%)	Poco frecuente	Rara
Trombosis venosa profunda: 33 (0,15%)	Poco frecuente	No especificada / no consta
Hinchazón de la cara: 25 (0,12%)	Poco frecuente	Rara
Reacción anafiláctica: 25 (0,12%)	Poco frecuente	Frecuencia no conocida
Neumonía por Covid-19: 24 (0,11%)	Poco frecuente	No especificada / no consta
Infarto agudo miocardio: 19 (0,091%)	Rara	No especificada / no consta
Trombocitopenia: 19 (0,091%)	Rara	No especificada / no consta
Dificultad respiratoria: 18 (0,086%)	Rara	No especificada / no consta
Eritema multiforme: 17 (0,082%)	Rara	Frecuencia no conocida
Fibrilación auricular: 14 (0,067%)	Rara	No especificada / no consta
Dímero D elevado:13 (0,062%)	Rara	No especificada / no consta
Síndrome de Guillain-Barré: 12 (0,057%)	Rara	No especificada / no consta
Parada cardiorrespiratoria: 11 (0,053%)	Rara	No especificada / no consta
Broncoespasmo: 10 (0,048%)	Rara	No especificada / no consta
Trombosis seno venoso cerebral: 9 (0,043%)	Rara	No especificada / no consta

Muerte súbita:8 (0,038%)	Rara	No especificada / no consta
Neuritis óptica: 7 (0,033%)	Rara	No especificada / no consta
Parálisis de Bell: 7 (0,033%)	Rara	Rara
Vasculitis cutánea: 7 (0,033%)	Rara	No especificada / no consta
Trombosis vena yugular: 6 (0,028%)	Rara	No especificada / no consta
Encefalitis: 4 (0,019%)	Rara	No especificada / no consta
Aborto diferido: 3 (0,014%)	Rara	No especificada / no consta
Mielitis transversa: 3 (0,014%)	Rara	No especificad / no consta
Shock cardiogénico: 3 (0,014%)	Rara	No especificada / no consta

Pfizer/BioNTech (48.673 notificaciones únicas)

Casos/Porcentaje	Frecuencia notificada	Declarada por las compañías
Fiebre: 15.933 (32,7%)	Muy frecuente	Muy frecuente
Cefalea: 10.531 (21,6%)	Muy frecuente	Muy frecuente
Mialgia: 7.662 (15,7%)	Muy frecuente	Muy frecuente
Malestar: 5.913 (12,1%)	Muy frecuente	Poco frecuente
Dolor en zona de vacunación: 5.868 (12%)	Muy frecuente	Muy frecuente
Fatiga: 3.635 (7,46%)	Frecuente	Muy frecuente
Linfadenopatía: 3.400 (6,98%)	Frecuente	Poco frecuente
Náuseas: 2.926 (6,01%)	Frecuente	Frecuente
Artralgia: 2.707 (5,56%)	Frecuente	Muy frecuente
Escalofríos: 2.631 (5,4%)	Frecuente	Muy frecuente
Astenia: 2.607 (5,35%)	Frecuente	Poco frecuente
Mareo: 2.489 (5,11%)	Frecuente	Poco frecuente
Diarrea: 2.352 (4,83%)	Frecuente	Muy frecuente
Vómitos: 1.947 (4%)	Frecuente	Frecuente
Parestesia (hormigueo): 1.057 (2,17%)	Frecuente	Frecuencia no conocida

Dolor en una extremidad: 983 (2,01%)	Frecuente	Poco frecuente
Inflamación zona vacunación: 849 (1,74%)	Frecuente	Muy frecuente
Covid-19: 803 (1,64%)	Frecuente	No especificada / no consta
Erupción: 769 (1,57%)	Frecuente	Poco frecuente
Urticaria: 745 (1,53%)	Frecuente	Poco frecuente
Tos: 723 (1,48%)	Frecuente	No especificada / no consta
Disnea: 711 (1,46%)	Frecuente	No especificada / no consta
Sangrado menstrual intenso: 699 (1,43%)	Frecuente	Frecuencia no conocida
Fallo vacunal: 596 (1,22%)	Frecuente	No especificada / no consta
Trastorno menstrual: 513 (1,05%)	Frecuente	No especificada / no consta
Hemorragia intermenstrual: 506 (1,03%)	Frecuente	No especificada / no consta
Dolor torácico: 449 (0,92%)	Poco frecuente	No especificada / no consta
Herpes zóster: 433 (0,88%)	Poco frecuente	No especificado / no consta
Taquicardia: 432 (0,88%)	Poco frecuente	No especificada / no consta
Hiperhidrosis: 367 (0,75%)	Poco frecuente	Poco frecuente
Neumonía por Covid-19: 284 (0,58%)	Poco frecuente	No especificada / no consta
Embolia pulmonar: 275 (0,56%)	Poco frecuente	No especificada / detectado
Espasmos musculares:201 (0,41%)	Poco frecuente	No especificada / detectada
Hipoestesia: 210 (0,43%)	Poco frecuente	Frecuencia no conocida
Empeoramiento enfermedad: 177 (0,36%)	Poco frecuente	No especificada / no consta
Parálisis facial: 163 (0,33%)	Poco frecuente	Rara
Trombosis venosa profunda: 161 (0,33%)	Poco frecuente	No especificada / no consta
Angioedema: 138 (0,28%)	Poco frecuente	Poco frecuente

Miocarditis: 132 (0,27%)	Poco frecuente	Muy rara
Reacción anafiláctica: 129 (0,26%)	Poco frecuente	Frecuencia no conocida
Pericarditis: 124 (0,25%)	Poco frecuente	Muy rara
Edema de cara: 104 (0,21%)	Poco frecuente	Rara
Miopericarditis: 83 (0,17%)	Poco frecuente	No especificada / no consta
Parálisis de Bell: 75 (0,15%)	Poco frecuente	No especificada / no consta
Infarto miocardio: 67 (0,13%)	Poco frecuente	No especificada / no consta
Ictus isquémico: 65 (0,13%)	Poco frecuente	No especificada / no consta
Síndrome Guillain-Barré: 52 0,10%)	Poco frecuente	No especificada / no consta
Muerte súbita: 52 (0,10%)	Poco frecuente	No especificada / no consta
Accidente cerebro vascular: 50 (0,10%)	Poco frecuente	No especificada / no consta
Arritmia: 41 (0,084%)	Rara	No especificada / no consta
Tromboflebitis: 37 (0,076%)	Rara	No especificada / no consta
Trombocitopenia inmune: 35 (0,071%)	Rara	No especificada / no consta
Insuficiencia cardíaca: 33 (0,067%)	Rara	No especificada / no consta
Insuficiencia respiratoria aguda: 27 (0,055%)	Rara	No especificada / no consta
Derrame pericárdico: 24 (0,049%)	Rara	No especificada / no consta
Parada cardiorrespiratoria: 23(0,047%)	Rara	No especificada / no consta
Shock anafiláctico: 19 (0,039%)	Rara	Frecuencia no conocida
Eritema multiforme: 15 (0,030%)	Rara	Frecuencia no conocida
Insuficiencia cardíaca aguda: 14 (0,028%)	Rara	No especificada / no consta
Vasculitis cutánea: 14 (0,028%)	Rara	No especificada / no consta

Hemorragia subaracnoidea: 13 (0,026%)	Rara	No especificada / no consta
Trombosis pulmonar: 13 (0,026%)	Rara	No especificada / no consta
Mielitis transversa:9 (0,018%)	Rara	No especificada / no consta
Trombosis vena retiniana:9 (0,018%)	Rara	No especificada / no consta
Infarto cerebral: 8 (0,016%)	Rara	No especificada / no consta
Hematoma cerebral: 7 (0,014%)	Rara	No especificada / no consta
Aborto: 5 (0,010%)	Rara	No especificada / no consta
Fibrilación ventricular: 3 (0,006%)	Muy rara	No especificada / no consta

Con estos datos, la pregunta que surge es ¿esta frecuencia de eventos adversos notificados y/o la gravedad, la podemos considerar alta o baja? Si nos encontráramos ante una situación de peligro real, de riesgo inminente de muerte y/o que no hubiera otra posibilidad, se podría contemplar como plausible. No obstante —esta es la gran diferencia—, no nos encontramos ante dichas situaciones. Sino que se trata de un tratamiento "preventivo y no necesario". Con el añadido que no se notifican todos, y quedando muy lejos de ello, por lo cual el problema es aún mayor.

En primer lugar, vemos que las reacciones que más aparecen (muy frecuentes y frecuentes) son las locales y más comunes, son las que más se dan en muchos medicamentos y vacunas. En estos casos, la frecuencia que declara la farmacéutica y la población es bastante coincidente. En cambio, cuando hay menos casos notificados (y muchos son graves) hay menos coincidencia entre las dos partes. Asimismo, vemos que hay muchos "no especificado / no consta", lo cual nos indica que las compañías no los habían detectado o se especifican de forma que no se pueden comparar, o son ambiguos. La población ha notificado un número mucho mayor y diverso de reacciones de las que declaran haber detectado las farmacéuticas, por esta razón, a menudo aparece "no especificado / no consta".

Cuando la frecuencia es más baja la que declara la población que la compañía, en algunas ocasiones es debido a que están notificados de manera distinta. Un ejemplo es que los problemas consten por edema, hinchazón o inflamación —diferenciar estos problemas a menudo es una cuestión subjetiva del observador—. Los efectos locales también constan por: lugar de la inyección, lugar de la vacunación o lugar de la administración[52]. Sumando los casos locales constan 3.191 notificaciones. Y sumando estos problemas en las distintas partes del cuerpo constan 5.584 casos.

También sería plausible contemplar que las compañías admitan reacciones leves; en cambio, disfrazan y esconden las graves. Saben que las leves la población las va a aceptar con mayor facilidad que las graves.

En cuanto a los trastornos cardíacos, los que más han salido a la luz son las miocarditis (hay 212 casos notificados) y las pericarditis (191 casos). No obstante, se han comunicado miopericarditis (127 casos) y pleuropericaditis (12 casos). Asimismo, otros problemas: cardiopatías de diversa índole, taquicardias (900 casos de diversa índole), bradicardias, palpitaciones, bloqueos (de diferente grado, que a veces requieren la colocación de un marcapasos), infartos de miocardio (134 casos), extrasístoles ventriculares, arritmias o shocks cardiogénicos. En las notificaciones no consta la edad de quien

52 Estas reacciones más comunes —en especial, las locales del lugar de administración, que hay pocas dudas que tienen una relación directa—, si bien es cierto que se dan en las inyecciones de otros medicamentos, pero la frecuencia con la que se da en las vacunas, seguramente, no se corresponde con las otras medicaciones. Este hecho, a los profesionales de enfermería —por ser quienes lo observamos más de cerca— nos debería suscitar muchos interrogantes del por qué sucede.

los declara. Pero sabemos que estos problemas (en especial miocarditis y pericarditis, y muchas muertes repentinas) los han sufrido también los jóvenes. Asimismo, hay 61 notificaciones de derrame pleural o pericárdico.

En cuanto a las muertes que se han producido, el Ministerio de Sanidad sólo reconoce quinientos (500) casos hasta el 31 de diciembre de 2022[53]. En la lista de notificaciones constan 67 casos, y de paradas cardiorrespiratorias 55. En total suman 122. Las paradas cardiorrespiratorias no llevan siempre a la muerte en el momento que se producen. En ocasiones ocurre, en otras un tiempo más tarde a consecuencia de las complicaciones, otras veces pueden dejar secuelas graves e irreversibles para el resto de la vida. Y en otras el enfermo se recupera.

En muchos casos, la muerte ocurre posteriormente al evento adverso inicial, y después de muchas complicaciones que se van sumando. Entonces, se suele notificar la muerte como resultado del último problema, no de la causa primera que fue el desencadenante. Ello contribuiría a que haya menor número de muertes declaradas.

La Asociación Liberum pidió formalmente al Ministerio de Sanidad información de algunos lotes que han causado más problemas y muertes. La respuesta evidencia que no todos han registrado el mismo número. Se detallan 14 lotes que presentan 11.700 casos, 2.329 son considerados graves y 199 tienen un desenlace mortal[54]. La respuesta del Ministerio a Liberum confirma que se han producido muchas más muertes de las que afirma el Ministerio. Es decir, se reconocen 199 muertes en tan sólo 14 lotes. No obstante, conocer el número de lotes que se han administrado y la cantidad de dosis que contiene de cada uno no es una tarea fácil. Esta página de la Unión Europea nos da información de algunos lotes y vemos

---

53 https://www.aemps.gob.es/informa/19o-informe-de-farmacovigilancia-sobre-vacunascovid-19/

54 https://drive.google.com/file/d/1vERgWu_tMHfnSNuVnZ4tP_QXlBiwPoqa/view

que hay una gran variabilidad, van de 10 a 1.950 dosis las que puede contener un lote[55].

También se notifican problemas de índole respiratoria. Sólo los declara Janssen, y sólo menciona tres que a priori no son graves: tos, dolor orofaríngeo y estornudos. Sin embargo, la población los ha informado en todas las farmacéuticas. Y no solamente casos leves, también de graves o que potencialmente lo pueden ser: asma, broncoespasmo, disnea y dificultad respiratoria (sumando los dos últimos hay 1.257 casos). No obstante, todas avisan que si aparece dificultad respiratoria se acuda rápido al hospital.

En cuanto a los trastornos vasculares como son las trombosis y las embolias, sólo AstraZeneca y Janssen las reconocen en los ensayos, pero en las notificaciones de los ciudadanos constan en todas. Hay 820 casos de trombosis y 495 de embolias. Las embolias que se informan son todas pulmonares. Las trombosis afectan a diversos órganos: sin especificar, venosa profunda, superficial, pulmonar, vena retiniana, venosa portoesplenomesentérica, vena yugular, arteria coronaria, arteria o vena mesentérica, seno venoso cerebral, son unos ejemplos. En cuanto a hemorragias hay notificados 1.293 casos en total, de las cuales 1.012 son menstruales o ginecológicas, y 281 en otros lugares. Constan 57 casos de cerebrales y sin especificar 42. En cuanto a hematomas hay 597 reportes; 172 casos corresponden a la zona de vacunación, en 320 no consta el lugar, en 12 casos son cerebrales, y los otros en otros órganos.

Otro punto, es que ninguna farmacéutica menciona que haya detectado problemas en el grupo de las infecciones e infestaciones. Sin embargo, en todas hay casos de infecciones y sepsis. De neumonías sin especificar constan 76. Asimismo, hay 2.163 notificaciones de enfermedad por Covid-19, y de neumonía por Covid-19 constan 392. Precisamente la enfer-

---

55 https://www.ema.europa.eu/en/documents/all-authorised-presentations/comirnaty-epar-all-authorised-presentations_en.pdf

medad contra la que se vacunaba a la población. La mayoría de personas lo hizo pensando que ya no contraería la enfermedad, no obstante, la contrajeron, y siguen contrayéndola. Este hecho ya es conocido, pero estos datos ponen en relieve que no fue algo testimonial, sino que afectó a muchos.

El dolor es otro aspecto importante. Todas las farmacéuticas lo declaran en los efectos adversos, pero lo limitan a zonas concretas. Los más frecuentes son: en el lugar de la inyección, muscular, articular y de cabeza. También en las piernas y brazos, en la axila, en la garganta, de estómago, abdominal y torácico, pero con menor frecuencia y no todas las compañías los declaran. No obstante, la población ha notificado muchos más tipos de dolor. El número total de notificaciones por todos los tipos de dolor es de 70.520 —recordemos que hay informados 227.500 PT—. Algunos ejemplos de notificaciones de dolor en otras partes del cuerpo son: sin especificar (2.627 casos), menstrual (773), en la mama (246), en el oído (193), ocular (149), ganglionar (69), renal (55), en la piel (38), mandibular (36), facial (26), dental (25), pelviano (22), polimialgia (21), espinal (16), testicular (12), gingival (10) o pleurítico (4).

Podemos pensar en un primer momento que el dolor no es un tema grave. Pero el dolor preocupa a les personas, y mucho. A la vez, en algunos casos (como ha sido ahora en la vacunación) se ha potenciado la idea "interesada" que es un hecho banal, y que pasados unos días va a ceder; por tanto, que tiene poca importancia. Pero el dolor, aunque sea de corta duración, puede conllevar mucho sufrimiento y malestar. Además, en ocasiones no desaparece, y precisa de mucha analgesia. Entonces la persona ha de convivir con el dolor y con el sufrimiento que comporta, pudiéndole llegar a limitar la vida, y de forma importante. Asimismo, si se ha de tomar mucha analgesia de forma prolongada no está exenta de efectos adversos, con la probabilidad que requiera de aumentarla o añadir otras medicaciones, lo que puede llevar a más problemas. Es decir, aquello que se considera un problema banal se convierte en uno grave, en una losa y un mal vivir quien lo padece. Dicho esto, hay que decir que, cuando interesa se le da mucha importancia al dolor (se potencia el dolor), y cuando no interesa pasa a no tenerla.

Otro aspecto importante son los trastornos menstruales (del aparato reproductor y de la mama). Sólo los declaran Pfizer/BioNTech y Moderna, pero todas los tienen notificados. Y las dos compañías sólo reconocen menstruación abundante. Pero hay otros problemas: amenorrea, hipomenorrea, dismenorrea, hemorragia intermenstrual o menstruación irregular. En total hay 5.759 casos notificados. También hay 50 casos de abortos y 95 de exposición al embarazo.

Asimismo, cabe destacar 1.010 casos de herpes zóster localizados en distintas partes del cuerpo, y 459 casos de espasmos musculares.

Los efectos adversos notificados son muchos, hasta aquí sólo hemos visto algunos. En el anexo II se muestra un listado más completo de los que se han reportado. UN APUNTE IMPORTANTE ES QUE LA GRAN MAYORÍA DE LOS QUE APARECEN EN EL ANEXO NO LOS HABÍAN DETECTADO LAS FARMACÉUTICAS, POR LO TANTO, ESTARÍAN EN LA CATEGORÍA DE "NO ESPECIFICADO / NO CONSTA".

Referente a la edad, se han notificado efectos adversos en todos los grupos. El siguiente gráfico [figura 16] nos los muestra.

Los hay en edades que en España no se ha vacunado de la Covid-19. Vemos 17 casos en el feto, lo cual nos dice que serían consecuencia de los efectos que ha padecido la madre, y lo mismo en los grupos (de 0 a 27 días y de 28 días a 23 meses). El grupo de dos a once años se empezó a vacunar a los cinco, por tanto, algunos de estos niños quedarían excluidos de ser a consecuencia directa de la vacunación. En el grupo de doce a los diecisiete años hay 74 casos de trastornos cardíacos. No sabemos si se trata de miocarditis o pericarditis, en algunos casos lo son con mucha probabilidad. También hay notificados

Tabla 16. Efectos adversos por edad y por SOC por las vacunas Covid-19 (del 27-12-2020 al 31-12-2022).

	Descono-cido	Feto	0-27 días	28d 23m	2-11 años	12-17 años	18-65 años	Más de 65 años
Trastornos generales y alteraciones en el lugar de la administración	627		1	18	309	813	50.022	4.481
Trastornos del sistema nervioso	376		3	13	139	445	26.495	1.852
Trastornos musculoesqueléticos y del tejido conjuntivo	275			1	29	137	20.898	1.087
Trastornos gastrointestinales	151	1	1	4	99	214	12.284	1.135
Trastornos de la piel y del tejido subcutáneo	100			5	80	172	5.839	905
Trastornos del aparato reproductor y de la mama	46				5	95	5.184	36
Trastornos de la sangre y del sistema linfático	61	1			52	152	4.711	240
Trastornos respiratorios, torácicos y mediastínicos	65	1			38	59	3.647	919
Infecciones e infestaciones	164		1		22	50	2.475	980
Trastornos vasculares	45			2	11	16	1.858	529
Trastornos cardíacos	36			1	12	74	1.946	311
Trastornos oculares	38				15	17	1.418	158
Trastornos psiquiátricos	54			1	6	11	1.175	255
Trastornos del oído y del laberinto	23				3	7	1.136	91
Procedimientos médicos y quirúrgicos	19		1			3	763	65

Trastornos del metabolismo y de la nutrición	18		1	4	9	10	573	122
Exploraciones complementarias	62				3	2	449	170
Trastornos del sistema inmunológico	22				13	8	520	83
Lesiones traumáticas, intoxicaciones y complicaciones de procedimientos terapéuticos	77	6	4	31	4	11	438	71
Trastornos renales y urinarios	9				6	12	326	84
Trastornos hepatobiliares	5				1	2	119	48
Embarazo, puerperio y enfermedades perinatales	1	3	1				97	
Trastornos endocrinos	3					1	72	10
Neoplasias benignas, malignas y no especificadas (incluidos quistes y pólipos)	5				2	1	55	22
Circunstancias sociales	10				3	3	30	7
Trastornos congénitos, familiares y genéticos	2	5	2	1			15	
Problemas relativos a productos	6						7	1
	2.300	17	15	81	861	2.315	142.552	13.662

152 casos de trastornos de la sangre y del sistema linfático, que son potencialmente graves.

Otro dato es que hay 2.300 notificaciones en que no consta la edad. Seguramente se reparten entre todos los grupos, pero si el peso recayera en los grupos más jóvenes, los alteraría significativamente, viéndose mucho más afectados.

En esta tabla [figura 16], hay añadido un trastorno nuevo: "circunstancias sociales". Solamente está en la App de las notificaciones de las vacunas Covid-19[56]. Esta expresión no explica a qué se refiere exactamente. Las ciencias sociales desde hace décadas denuncian que los "determinantes sociales" influyen y condicionan la vida de las personas, y su repercusión en la salud y la enfermedad. Pero que se hayan introducido sólo aquí llama la atención de cuál es el motivo real.

En cuanto al sexo, la siguiente tabla [figura 17] nos muestra los efectos adversos notificados por sexo. Antes hemos visto que en las notificaciones totales (1991-2023) las mujeres eran las que más eventos adversos habían declarado: un 60%. También en las de la Covid-19 han sido las que más han denunciado, y ha sido en un porcentaje todavía mayor: alrededor de un 66%.

Los trastornos del aparato reproductor y de la mama afectan a ellas. También se ven más afectadas en los trastornos musculoesqueléticos. Aunque destacan en todos los grupos. Sin embargo, los efectos adversos los han sufrido hombres y mujeres. Este desequilibrio probablemente no se haya dado en la realidad. Una posibilidad, es que en las mujeres está más arraigado el hecho de denunciar cuando los detectan.

---

56 https://app.powerbi.com/view?r=eyJrIjoiMTRlNTAzMzItY2UxMi00NzY0LWEzYWQtODk0YWY5NjUzODNiIiwidCI6IjJkM2I1MGUwLTZlZjQtNGViYy05MjQ2LTdkMWNiYjc3MDg5YyIsImMiOjh9

Tabla 17. Efectos adversos por SOC y sexo. Fuente[57].

	Desconocido	Hombre	Mujer
Trastornos generales y alteraciones en el lugar de la administración	344	15.182	40.745
Trastornos del sistema nervioso	228	7.140	21.955
Trastornos musculoesqueléticos y del tejido conjuntivo	137	5.458	16.832
Trastornos gastrointestinales	88	2.785	11.016
Trastornos de la piel y del tejido subcutáneo	58	1.621	5.422
Trastornos del aparato reproductor y de la mama	50	107	5.209
Trastornos de la sangre y del sistema linfático	34	1.099	4.084
Trastornos respiratorios, torácicos y mediastínicos	38	1.443	3.248
Infecciones e infestaciones	46	1.306	2.340
Trastornos vasculares	16	722	1.723
Trastornos cardíacos	21	908	1.451
Trastornos oculares	14	398	1.234
Trastornos psiquiátricos	13	413	1.076
Trastornos del oído y del laberinto	11	328	921
Procedimientos médicos y quirúrgicos	3	244	604
Trastornos del metabolismo y de la nutrición	9	189	539
Exploraciones complementarias	9	209	468
Trastornos del sistema inmunológico	6	145	495
Lesiones traumáticas, intoxicaciones, complicaciones procedimientos	38	136	468
Trastornos renales y urinarios	6	170	261
Trastornos hepatobiliares	3	81	91

57 Ibíd.

Embarazo, puerperio y enfermedades perinatales	2	1	99
Trastornos endocrinos	1	21	64
Neoplasias benignas, malignas y no especificadas (in. quistes y pólipos)	1	31	53
Circunstancias sociales	2	18	33
Trastornos congénitos, familiares y genéticos	4	4	17
Problemas relativos a productos	2	4	8
	1.184	40.163	120.456

Otro de los debates en estos últimos años es que los profesionales sanitarios eran reticentes a admitir que, supuestamente, muchos problemas eran consecuencia de las vacunas Covid-19. Muchas personas han denunciado (públicamente y en privado) que los profesionales no les atendían en sus sospechas. Los eventos adversos han sido, y siguen siendo, un tema demasiado tabú en las discusiones entre los mismos profesionales, y entre éstos y la ciudadanía.

Las autoridades (tanto las políticas como las sanitarias) durante este tiempo han ejercido presión y coacción para que toda la población se vacunara, y de manera especial sobre los profesionales. No se ha reconocido abiertamente que podrían tener efectos adversos que potencialmente podían ser graves. Y si se ha reconocido en algún momento se le ha restado importancia. Ello ha llevado a los profesionales a mantener discreción. En el apartado anterior hemos visto que las fichas técnicas —tanto en la parte de los profesionales como en la de la población— animaban a la notificación. Sin embargo, no se han notificado todas. Además, notificar no es fácil.

El tabú existente junto con las presiones ejercidas ha hecho que hubiera más resistencia por parte de los profesionales a notificar. En las denuncias por las vacunas Covid-19, ha disminuido el porcentaje que realizan los profesionales y ha aumentado el que hacían los usuarios antes de la crisis Covid-19:

- Las notificaciones entre 1991 y junio de 2023 son 761.562. Los profesionales realizaron 630.653 (82%), y la población 130.909 (17%).
- Excluyendo de las totales las de la Covid-19, son 594.019. Los profesionales realizaron 524.337 (88%), y los ciudadanos 69.682 (11%).
- Si sumamos todas las de la Covid-19 son 167.543. Los profesionales realizaron 106.316 (63%), y los usuarios 61.227 (36%).

Estos datos estarían en consonancia con lo que explican muchas personas en relación a que el sistema sanitario no les da respuesta a sus demandas y preocupaciones. Y que se sienten solos y desamparados ante el problema que padecen. No obstante, hay otro aspecto: en los primeros momentos muchas personas no sólo no denunciaron, sino que lo ocultaron. Los motivos fueron varios: en los inicios hubo vergüenza a admitirlo —aunque este aspecto todavía está presente en muchas personas—, la no seguridad en que hubiera relación, la desautorización de los profesionales y la poca facilidad para acceder a los formularios son las más importantes (Prat, 2023). Pero cada vez más personas explican los problemas, establecen vinculo, y lo denuncian.

Cabe destacar otro aspecto. En relación a los eventos adversos que se notifican vinculados a las vacunas, la página del Ministerio de Sanidad hace esta advertencia[58]:

> *Recuerde*:
>
> *Los acontecimientos adversos que se notifican no significa que estén relacionados con la vacunación.*
>
> *Por tanto, no son reacciones adversas, ni son de utilidad para comparar el perfil de reacciones adversas de las diferentes vacunas.*

---

58 https://www.aemps.gob.es/informa/19o-informe-de-farmacovigilancia-sobre-vacunascovid-19/?lang=ca

En honor a la verdad, a la seriedad y la honestidad, hay que reconocer que es así. Algunos casos que los sujetos atribuyen a las vacunas, posiblemente, no lo sean. Pero también puede suceder en sentido inverso: que lo sea y no se relacione. Cuando surge un problema después de tomar una medicación o vacuna, a veces no hay ninguna duda que está relacionado, que es una consecuencia directa. En otras hay dudas y en otras no hay relación.

No obstante, en el mismo honor a la verdad, a la seriedad y a la honestidad, no se puede obviar ni eludir que, los efectos adversos y la yatrogenia que se deriva de los medicamentos, de todas las vacunas y de las prácticas médicas, es una realidad innegable y palpable. La transparencia no brilla; al contrario, no hay facilidad para denunciar. Una cosa es lo que oficialmente se ha dicho y notificado, y otra lo que realmente sucede y se calla.

Los trabajos y artículos publicados en revistas científicas y libros que relacionan las vacunas con las reacciones adversas y las muertes son muchos. Además, no están publicados todos los casos detectados. Se va a exponer sólo una parte muy pequeña de los que se pueden encontrar. Algunos autores son más contundentes en los resultados. Otros reconocen que sus trabajos tienen limitaciones, por lo cual se debe seguir investigando y hacer un riguroso seguimiento de todos los eventos adversos y la mortalidad que vaya ocurriendo.

Andrés-Rodríguez *et al.* (2022) en un estudio observacional en Pontevedra, en farmacéuticos, técnicos y auxiliares de farmacia (los cuales rellenaron un formulario), de 167 participantes 153 manifestaron síntomas compatibles con la reactividad de la vacuna. De los cuales 132 necesitaron medicación para aliviar los síntomas, no fueron graves, pero les afectó su actividad laboral y diaria de manera considerable.

En esta página web del doctor Mark Trozzi[59] se pueden encontrar más de mil artículos publicados en revistas científi-

59 https://drtrozzi.org/2023/09/28/1000-peer-reviewed-articles-on-vaccine-injuries/

cas sobre diferentes efectos adversos de las vacunas Covid-19. A modo de ejemplo hay los siguientes: miocarditis (228), trombosis (150), trombocitopenia (116), trombosis venosa cerebral (61), vasculitis (43), síndrome de Guillain-Barré (43), linfadenopatia (35), anafilaxis (30), miopericarditis (21), reacciones alérgicas (20), parálisis de Bell (18), pericarditis (15), mielitis transversa (15), hemorragia intracraneal (8) o hepatitis inmunológica (8), parálisis del nervio facial (6) o esclerosis múltiple (4), entre otros.

Palmer *et al.* (2023) realizan una recopilación de trabajos que exponen los efectos nocivos que están sucediendo y que afectan a todos las partes y órganos del cuerpo, y en todas las edades. Destacan de graves o que potencialmente lo pueden ser: problemas sanguíneos, de coagulación, trastornos cardíacos, problemas respiratorios, inducción de enfermedades inmunes graves, vasculitis, inflamación pulmonar (neumonitis), inflamación cerebral (encefalitis), encefalitis autoinmune, diversos tipos de hepatitis, enfermedad renal, afectación del bazo o trastornos en la menstruación. Asimismo, sobre la toxicidad de las partículas lipídicas de las vacunas ARNm o genotoxicidad.

Fernández (2023) también hace una recopilación de artículos científicos sobre los eventos adversos. Los relacionan con miocarditis y pericarditis, infartos de miocardio, embolias pulmonares, coagulación intravascular diseminada y trombocitopenia, taponamiento cardíaco, hepatitis autoinmune, problemas de piel, anemia, neumonías o con daño persistente en el microbioma intestinal.

Palmer *et al.* (2023) exponen el trabajo de Burkhardt que evaluó los materiales de autopsias de 43 enfermos muertos después de recibir una o más dosis de la vacuna Covid-19. Ninguno de los certificados de defunción se refería a ella. Fueron las familias quienes solicitaron una segunda opinión. Burkhardt, después de una investigación exhaustiva, concluyó que la causalidad de la vacuna era cierta o probable en 22 casos y posible en 7. La descartó sólo en tres casos y en los otros no pudo llegar a una conclusión. En las autopsias Burkhardt también encontró múltiples casos de oclusión arterial y venosa de consecuencias graves.

Wong *et al.* (2022) evaluaron los resultados de catorce trabajos en Estados Unidos durante 2022. En los mayores de sesenta y cinco años detectan un riesgo moderado de trombocitopenia inmune, embolia pulmonar, coagulación intravascular diseminada e infarto miocardio. Kolahchi *et al.* (2022) encontraron relación con el accidente cerebrovascular isquémico agudo. García-Azorín *et al.* (2022) en un trabajo realizado en España describen cuarenta y cinco (45) casos de trombosis con trombocitopenia (en las vacunas con vectores: AstraZeneca y Janssen), con desenlace fatal en el 24% de los enfermos. Mendes *et al.* (2021) describen una hemorragia intracerebral asociada a trombocitopenia inducida por la vacuna en una mujer embarazada de 33 años en Brasil. Salsone *et al.*(2023) en Italia detectan en un 31% de los vacunados complicaciones neurológicas: espasmos musculares, parestesia, vértigo, cefalea, temblores, diplopía o insomnio.

Mckernan (2023) descubrió que algunos lotes estaban contaminados con hasta un 20-35% de plásmido residual (también otros autores lo han encontrado). Asimismo, la investigación dirigida por el médico Rodrigo Ambrosio de Guatemala con el soporte de otros médicos de América Latina, llevan a cabo un estudio estadístico correlacional y encuentran patrones que se repiten entre las fechas de vacunación y las de defunción en personas vacunadas con el mismo lote[60]. Consideran que la muestra es representativa para ser una mera coincidencia. Dicho estudio se realizó en varios países de América del Sur y Canadá. Son varias las evidencias que confirmarían que no todos los lotes que se han administrado

60 https://rumble.com/v2dx1b4-muerte-programada-vacunas-covid-informe-final-guatemala.html

han tenido las mismas consecuencias. Antes lo hemos visto en la respuesta que recibió Liberum del Estado español.

Uno de los trabajos que más eco ha tenido es el del cardiólogo británico Aseem Malhotra. Su padre (que también era médico) murió poco después de vacunarse (ambos se habían inoculado). Ello lo llevó a investigar llegando a la conclusión que tenían relación, publicándolo en una revista científica (Malhotra, 2022). Después ha sido un firme defensor de que se suspenda. De esto se hizo eco *Diario 16*[61].

En cuanto a los problemas cardíacos, *Public Health Ontario* ya reportaba 314 casos de miocarditis y pericarditis relacionadas con las vacunas entre diciembre de 2020 y agosto de 2021, mayoritariamente en varones jóvenes[62]. Kobayashi *et al.* (2023) en varones adolescentes y jóvenes en Japón detectan que el riesgo de miocarditis y pericarditis parece ser significativamente más alto después de la vacuna, en especial de la segunda dosis. En una línea similar identifican estos problemas Mansanguan *et al.* (2022) en un estudio en Tailandia, y Massari *et al.* (2022) en Italia. Dionne *et al.* (2021) reportan 15 casos de jóvenes en un hospital de Boston. Asimismo, se han notificado casos en profesionales de la sanidad (Bautista *et al.* 2021).

Lee *et al.* (2022) encontraron cambios en los ciclos menstruales, un 42% de las mujeres encuestadas habían padecido menstruaciones más intensas, y el 66% de las mujeres en menopausia habían tenido algún sangrado. Da Silva *et al.* (2022) exponen que las mujeres embarazadas han presentado mayor número de problemas las que se habían vacunado que las no vacunadas, en otros casos no encontraron diferencias significativas.

---

61 El cardiólogo Aseem Malhotra presenta su estudio, revisado por pares, sobre la eficacia y la seguridad de las vacunas ARNm: exige la retirada inmediata de las vacunas Covid-19 - Diario16

62 Adverse Events Following Immunization (AEFIs) for COVID-19 in Ontario: December 13, 2020 to August 28, 2021 (publichealthontario.ca)

Resumiendo, en este capítulo nos hemos centrado en tres puntos. 1) En hacer visible la gran cantidad de efectos adversos que se han reportado por las vacunas Covid-19. 2) En que casi uno de cada cinco de los casos que se han reportado se ha notificado como grave. 3) En evidenciar que la población ha notificado muchos problemas (tanto leves como graves) que las compañías no declaran en las fichas técnicas haberlos detectado en sus ensayos clínicos.
Por todo lo expuesto, las dudas acerca de la fiabilidad de los ensayos clínicos se reafirman. Y hay que volver a recordar que tan solo se notifican una parte muy pequeña de los eventos adversos que en realidad ocurren. Y a pesar de todo ello, las inoculaciones no se han suspendido, al contrario, se continúa coaccionando a la población, en especial a los mayores y los más débiles.

6. Palabras finales

Afirmo que está más allá de las funciones de la ley dictar un procedimiento médico o imponer cualquier teoría científica.

Profesor emérito F.W. Newman (1815-1897),
26 de octubre de 1874.
(Citado en Humphries & Bystrianyk, 2015)

Por último, unas consideraciones y reflexiones. En primer lugar, lo que se acaba de exponer en cuanto a reacciones adversas es una aproximación, no se pueden extraer conclusiones exactas y vinculantes en todos los casos. Lo que se pretende mostrar es que la población ha notificado y relacionado eventos que le han sucedido con la vacuna Covid-19. Las notificaciones han aumentado de forma inusitada en el 2021 y 2022 —con las vacunaciones masivas—. Es un hecho que no admite dudas. Por tanto, no se puede obviar el nexo entre ambos factores.

Hay que volver a recordar que no ha habido debate ni científico ni social. Si no ¿cómo podríamos explicar el discurso hegemónico total ante hechos que son difíciles de sustentar? Las cosas (a menudo), no son tal como se explican, hay más de un análisis, y hay lucros y manipulación interesada. Los acontecimientos son multifactoriales, en especial, cuando se incita a la situación social del calibre que vivimos desde marzo de 2020. Y, entonces, todo depende del color de las gafas que se lleven puestas.

Los argumentos oficiales y hegemónicos durante este tiempo —para justificar las medidas que se dictaban— se han esgrimido, básicamente, sobre tres ejes: 1) Que la mortalidad durante el 2020 no fue mayor a causa de las medidas que se tomaron: los confinamientos, los aislamientos y las mascarillas. 2) Que las vacunas han salvado muchas vidas. 3) Que los efectos adversos por las vacunas han sido pocos en comparación con las muertes que han evitado.

En cuanto al primer punto ¿Cómo lo podemos sostener si cuándo hubo más fallecimientos en España fue, precisamente, cuando toda la población estaba encerrada, aislada y presa bajo el estado de pánico y terror inconmensurables? Durante este tiempo fue cuando los medios de comunicación ejercieron la mayor manipulación y guerra psicológica y mental que jamás hayamos conocido. Asegurar que las mascarillas o los aislamientos han salvado vidas es obviar la ciencia que tan a menudo se apela.

En cuanto al segundo punto, que las vacunas han salvado muchas vidas, ha sido una consigna repetida mil veces —recordemos que en los años 2021 y 2022 la mortalidad fue alta—. Por tanto, ¿En qué datos serios y rigurosos se sustenta dicha afirmación? ¿Se han realizado estudios comparativos, sólidos y rigurosos entre los problemas que presenta la población vacunada y la que no? Y la respuesta es sencillamente que no. Entonces ¿Por qué no se han hecho? ¿Podemos dar por válidos los resultados de unos ensayos clínicos que afirman que lo desconocen casi todo? Unos ensayos realizados con extrema premura, y con enormes deficiencias tal como han denunciado muchos científicos. Y, cualquiera que lea sus fichas técnicas —sea un profesional sanitario o un lego— le deben de generar incontables dudas e interrogantes. Pero ¿Alguien se las leyó, en especial las autoridades sanitarias? ¿Y se ha continuado vacunando y coaccionando apelando a la obediencia ciega, a la responsabilidad social y con amenaza (bajo violencia disfrazada)? Además, las personas después de vacunarlas y revacunarlas, han seguido enfermando y muriendo de lo que se inyectaban para prevenir.

En cuanto al tercer punto, insistir que los eventos adversos que se han producido a causa de la vacuna son pocos en comparación con las dosis que se han administrado, es hacer trampa y un engaño. Y es negar la evidencia. Todos sabemos (profesionales y ciudadanía) que no se notifican todos (ni ahora ni nunca). Así que no podemos saber con certeza cuántas personas hay afectadas por las inoculaciones. Pero sí que podemos decir que son muy superiores a lo que se ha denunciado. Así que afirmar que el beneficio supera con creces los perjuicios que pueden ocasionar es perverso. En los años 2021 y 2022 la mortalidad quedó bastante por encima de antes de 2020, tanto en España como en la gran mayoría de países. ¿Acaso con las vacunas, no hubiera debido de descender acercándose más a la de 2019?

La mortalidad es oscilante, pero cuando hay un incremento hay que analizarlo, y hay que hacerlo incluyendo todas las variables, sin dejar ninguna fuera interesadamente. De lo contrario hay un sesgo, o mala intención. Y se debe hacer un seguimiento serio, riguroso y honesto. Y no es lo que está ocurriendo. Este incremento de 2021/2022 ha coincidido con las vacunaciones masivas. Es un hecho palmario, y no se puede negar. Por tanto, mirar para otro lado y decir que no tienen relación, es negar la realidad. Y no es ético ni moral. Y más cuando sus fichas técnicas nos dicen que bien poco saben.

No ha habido transparencia, y sospechas más que razonables acerca de muchas de las muertes y efectos adversos graves ocurridos. Y, detrás hay unos intereses que no se han explicado, de lo contrario se hubieran suspendido las inoculaciones. Es lo que ha sucedido en otras ocasiones con otros medicamentos, que con muchos menos efectos adversos notificados, se han suspendido. Lo cual induce a pensar que hay otros motivos, y que no son de salud pública.

Hay varios hechos que nos están marcando la vida. Uno es la vacunación a gran escala en el mundo occidental. Otro (y que no podemos obviar), es la manipulación y guerra psicológica que continuamos recibiendo por todos lados —que nos influye muy poderosa y negativamente—, creando nuevos problemas o potenciando los que se pueda tener. Y otro que muchas personas y familias se están empobreciendo, con múltiples y complexos problemas de diversa índole. Y, ante esta situación, hemos olvidado que los "determinantes sociales de salud" nos marcan la vida y la salud. Por tanto, debemos contemplar el factor multifactorial.

Hay otro hecho importante: en el año 2023 la mortalidad en la mayoría de países está descendiendo respecto a los dos o tres últimos años, y en algunos incluso con valores negativos. Y esto coincide con que ha habido muchas menos inoculaciones. Que sea una casualidad o casualidad el tiempo nos lo dirá, no obstante, todo indica que estemos más cerca de la causalidad que de la casualidad. Sin embargo, en otoño de 2023 se está iniciando otra campaña de terror social sobre un nuevo virus, y se está coaccionando otra vez a la población a vacunarse. Si la mortalidad está descendiendo y se está situando en unas cifras más próximas a las de antes de la crisis Covid-19 en muchos países, ¿qué razones hay para seguir inoculando? ¿Qué intereses hay y a quién benefician?

Se ha chantajeado a la población a exponerse de forma preventiva a un producto del cual lo desconocemos casi todo. Y lo que conocemos, no es precisamente ni conveniente ni beneficioso. Con lo cual, deberíamos cuestionarnos si tiene sentido introducir en nuestro cuerpo un producto o realizar una acción preventiva que nos puede causar los mismos daños o superiores (incluso la muerte) para evitar algo que no sabemos si nos ocurrirá, y cómo nos afectaría en caso de que lo hiciera. Y es lo mismo si se trata de una persona con problemas de salud o con buena salud.

Los eventos adversos han ocurrido en todas las edades. Algunos lo han pagado con la muerte, también niños y jóvenes. A otros les ha dejado secuelas para el resto de la vida, y con un grado importante de invalidez. Y en otros han sido menores, no obstante, les ha perjudicado durante días, semanas o incluso meses.

Los han padecido personas con muchos problemas de salud crónicos y en un estado muy debilitado, por lo cual añadir otro

se van a ver mucho más perjudicados. En estas situaciones los problemas se potencian, y agravan una situación ya compleja. También los han padecido sujetos con buen estado de salud, fueran jóvenes o ancianos.

En otros casos será el factor desencadenante de diferentes trastornos, que a la vez se tendrán que medicar. Sabemos que los problemas se pueden cronificar: lo que en un principio era leve se puede convertir en crónico. Esto conduce a la sobremedicación, que a su vez trae otras dolencias. Y se puede entrar en una escalada y cascada interminable de pruebas y medicación, de sufrimiento y de angustias. Lo cual crea más dependencia del sistema médico, y reduce la libertad del ser humano. Y lo peor: por algo que no era necesario. No olvidemos, además, que la sugestión nos afecta a todos. Lo puede hacer de forma positiva (efecto placebo) o negativa (efecto nocebo). Y en un contexto de problemas, de miedo y terror incesante, el que más nos influye es el nocebo.

Son preocupantes todos los eventos adversos que han sucedido, pero lo son mucho más los que se han dado en niños y jóvenes. Y lo son porque ellos no han podido decidir en absoluto. Además, porque tienen por delante una vida más larga de sufrimiento. Permitir estas acciones como sociedad nos debería plantear dilemas. Y preguntarnos si hemos perdido el norte y los valores éticos y morales.

Primero, se nos encerró en casa y después se nos ha vacunado. Se nos ha tratado como si fuéramos ganado y un rebaño. Algunas personas han manifestado que cuando fueron a vacunarse se sintieron yendo al matadero. Después sufrieron efectos adversos, y tuvieron que soportar que se les acosara de ser antisociales porque no querían ponerse más dosis.

No obstante, las vacunaciones forman parte de un todo mucho mayor. Ese todo es la "medicalización" cada vez más sin límites a que se nos intenta someter a toda la humanidad. Se intenta deshumanizarnos. Que nada sea normal y genuino en el ser humano. Que todos los aspectos y fases de la vida sean susceptibles de tratar con medicamentos. Y así, convertir la vida en una enfermedad a la que hay que tratar continuamente.

En cuanto a las personas vacunadas, hay que lanzarles un mensaje de esperanza. Afortunadamente, no todas las vacunas han producido efectos adversos. Con mucha probabilidad muchos lotes eran placebo. Por tanto, quienes se hayan inoculado y están bien, no les debe de preocupar más allá que otros muchos aspectos que nos afectan a todos. Pero sí que deben plantearse no volver a vacunarse. Nadie nos puede obligar a actuar sobre nuestro cuerpo en contra de nuestra voluntad, y menos con la violencia encubierta tal como se ha ejercido.

Es innegable que como humanidad hemos vivimos, y vivimos, un momento complejo y crucial. Una situación desconcertante y con un nivel alto de estrés, desasosiego y confusión. Estamos sujetos a un poder y control social totalitario sin precedentes. A una manipulación psicológica que no tiene ni límites ni escrúpulos. Seguimos recibiendo amenazas, presiones y coacciones. La constante "propaganda" de los medios de comunicación nos explican sólo noticias negativas, problemas y desgracias, que se presentan de forma alarmante, dramática y terrorífica. Se incita al miedo hiriente y continuo, y sabemos que bajo el estado de pánico permanente somos más vulnerables y manipulables. No obstante, a pesar de todo hay eventos y noticias positivas e ilusionantes, y muchas, pero no salen en los medios de comunicación. Unos aspectos nos restan energía y nos hacen obedientes. Los otros nos elevan la vibración, nos dan alegría, vida y libertad.

Esta situación que hemos vivido debe ser una lección para que no aceptemos que se nos vuelva a coaccionar (tampoco entre los mismos ciudadanos tal como ha sucedido). Cada uno debemos responsabilizarnos de nuestra vida, de nuestro cuerpo y de nuestra salud. Ser conscientes de que la mentira y el miedo es lo que ha dominado, es el primer paso para ayudarnos a revertir la situación. Y así, construir un mundo más justo donde reine la paz social, que tanto ha escaseado estos años.

De todo aprendemos. Esta coyuntura nos debe servir para tomar consciencia que hay efectos adversos graves en todos los medicamentos, en todas las vacunas y en todas las prácticas sanitarias, que ninguna es segura. En consecuencia, antes de tomar una decisión hemos de valorar cuidadosamente su conveniencia, y si hay otros tratamientos más naturales y menos agresivos —o algo tan simple como tener paciencia y dejar que la naturaleza haga su curso—. Y de forma muy especial, cuando se trata de actos o productos meramente preventivos, de protegernos de algo que no sabemos si ocurrirá. La prevención ha de consistir en una vida sana y libre. Debemos caminar hacia la soberanía personal. Cada uno de nosotros debe decidir qué es lo que más le conviene y desea. Nadie puede ni debe decidir por otro.

Abramos la puerta a la verdad, a la libertad, a la justicia y a la soberanía que son intrínsecas en cada ser humano.

Anexo I

Políticos en España desde el 2020 hasta septiembre de 2023 al frente de las políticas Covid-19

PRESIDENTE DEL GOBIERNO español: Pedro Sánchez.

Ministros de sanidad: Salvador Illa, Carolina Darias y José Manuel Miñones. Asimismo, tuvo un papel importante el epidemiólogo Fernando Simón. Ocupó el cargo de director del Centro de Coordinación de Alertas y Emergencias Sanitarias del Ministerio de Sanidad español. Destacó por sus recomendaciones y advertencias a la población (a menudo envueltas de polémica) en sus constantes apariciones en los medios de información.

Comunidades autónomas:

ANDALUCÍA. Presidente: Juan Manuel Moreno. Consejeros de sanidad: Jesús Aguirre y Catalina García.

ARAGÓN. Presidentes: Javier Lambán y Jorge Azcón. Consejeros de sanidad: Maria Pilar Ventura, Sira Repollés y José Luis Bancalero.

CANARIAS. Presidentes: Ángel Víctor Torres y Fernando Clavijo. Consejeros de sanidad: Teresa Cruz, Blas Trujillo y Esther María Monzón.

CANTABRIA. Presidentes: Miguel Ángel Revilla y María José Sáenz de Buruaga. Consejeros de sanidad: Miguel Rodríguez, Raúl Pesquera y César Pascual.

CASTILLA LA MANCHA. Presidente: Emílio García-Page. Consejero de sanidad: Jesús Fernández Sanz.

CASTILLA Y LEÓN. Presidente: Alfonso Fernández Mañueco. Consejeros de sanidad: Verónica Casado y Alejandro Vázquez.

CATALUÑA. Presidentes: Joaquim Torra y Pere Aragonés. Consejeros de sanidad: Alba Vergés, Josep Maria Argimón y Manel Balcells.

COMUNIDAD DE MADRID. Presidenta: Isabel Díaz Ayuso. Consejero de sanidad: Enrique Ruíz Escudero y Fátima Matute.

Comunidad Valenciana. Presidentes: Ximo Puig y Carlos Mazón. Consejeros de sanidad: Ana Barceló, Miguel Mínguez y Marciano Gómez.

Extremadura. Presidentes: Guillermo Fernández Vara y María Guardiola. Consejeros de sanidad: José María Vergeles y Sara García.

Galicia. Presidentes: Alberto Núñez Feijóo y Alfonso Rueda. Consejeros de sanidad: Jesús Vázquez y Xulio García.

Islas Baleares. Presidentes: Francina Armengol y Marga Prohens. Consejeros de sanidad: Patricia Gómez y Manuela García.

La Rioja. Presidentes: Concha Andreu y Gonzalo Capellán. Consejeros de sanidad: Sara Alba, María Somalo y María Martín.

Murcia. Presidente: Fernando López Miras. Consejeros de sanidad: Manuel Villegas y Juan José Pedreño.

Comunidad Foral de Navarra. Presidenta: María Victoria Chivite. Consejeros de sanidad: Santos Induráin y Fernando Domínguez.

Principado de Asturias. Presidente: Adrián Barbón. Consejeros de sanidad: Pablo Fernández y Concepción Saavedra.

País Vasco. Presidente: Iñigo Urkullo. Consejeros de sanidad: Nekane Murga y Miren Gotzone.

Ceuta. Presidente: Juan Jesús Vivas. Consejeros de sanidad: Javier Guerrero, Alberto Gaitán y Nabila Benzina.

Melilla. Presidentes: Eduardo de Castro y Juan José Imbroda. Consejeros de sanidad: Mohamed Mohand, Francisca Maeso y Randa Mohamed.

Anexo II

Otros efectos adversos notificados por las vacunas Covid-19

- Aborto espontáneo
- Aborto incompleto
- Absceso mamario
- Acatisia
- Accidente isquémico transitorio
- Acné
- Administración de dosis adicional
- Administración de dosis incorrecta
- Administración de producto caducado
- Administración de producto erróneo
- Afasia
- Afonía
- Ageusia
- Agudeza visual disminuida
- Alergia estacional
- Aleteo auricular
- Alopecia
- Alopecia androgénica
- Alteración de la atención
- Alteración de tolerancia a la glucosa durante el embarazo
- Alteración del humor
- Alteración nervio trigémino
- Alteración sensitiva
- Alteración sensoria motora
- Alteración visual
- Alucinación
- Alucinación visual
- Alucinaciones mixtas
- Amaurosis fugaz
- Amenaza de aborto
- Amigdalitis
- Amnesia
- Amnesia global transitoria
- Amplificación dependiente de anticuerpos
- Anemia
- Anemia hemolítica autoinmune
- Anemia por deficiencia de hierro
- Anestesia oral
- Aneurisma intracraneal
- Angina de pecho
- Angina de Prinzmetal
- Anosmia
- Ansiedad
- Apatía
- Apendicitis
- Apetito aumentado
- Arcadas
- Artritis
- Artritis reactiva
- Artritis reumatoide
- Artropatía psoriásica
- Asfixia
- Astenopia
- Ataxia
- Atelectasia

- Atragantamiento
- Aumento del tamaño de la mama
- Aura
- Blefaritis
- Blefaroespasmo
- Bochornos
- Bostezar
- Bradifrenia
- Broncoespasmo
- Bronquitis
- Bruxismo
- Bursitis
- Caída
- Calcificación placentaria
- Cálculo urinario
- Calidad de vida disminuida
- Cambio color heces
- Cáncer de colon
- Cáncer de mama
- Cáncer de próstata
- Cáncer de tiroides
- Cáncer de vejiga
- Cáncer esofágico metastásico
- Cáncer renal
- Cáncer uterino
- Candidiasis oral
- Candidiasis vulvovaginal
- Caquexia
- Carcinoma de células escamosas de pulmón
- Carcinoma de cérvix
- Carcinoma pancreático
- Cardioespasmo
- Cardiomegalia
- Cardiomiopatía por estrés
- Catarro
- Cefalea en racimos
- Ceguera
- Ceguera unilateral
- Células flotantes en el vítreo
- Celulitis
- Celulitis en la zona de vacunación
- Cianosis
- Ciática
- Cirrosis hepática
- Cistitis
- Citólisis hepática
- Coagulopatía
- Colangitis aguda
- Colecistitis aguda
- Cólico biliar
- Cólico renal
- Colitis
- Colitis isquémica
- Coluria
- Comportamiento anormal
- Congestión mamaria
- Congestión nasal
- Conjuntivitis
- Contracciones uterinas anormales
- Contractura muscular
- Control inadecuado de la diabetes
- Convulsión febril
- Coordinación anormal
- Costocondritis
- Covid-19 interrecurrente

- Crisis de angustia
- Crisis de miastenia grave
- Crisis epiléptica psicógena
- Crisis hipertensiva
- Crisis miastenia grave
- Crisis tónico clónica generalizada
- Cromaturia
- Decoloración de la piel
- Decoloración de las uñas
- Defecación frecuente
- Defecto del campo visual
- Déficit vitamina C
- Delirio
- Demencia de tipo Alzheimer
- Depresión
- Dermatitis
- Dermatitis ampollar
- Dermatitis atópica
- Dermatitis seborreica
- Dermatitis urticarial
- Descompensación metabólica
- Desequilibrio del sistema nervioso autónomo
- Deshidratación
- Desmielinización
- Desprendimiento de retina
- Desprendimiento del cuerpo vítreo
- Deterioro de la memoria
- Deterioro general del estado físico
- Deterioro mental progresivo
- Deterioro renal
- Diabetes mellitus
- Diabetes mellitus tipo I
- Diplejía
- Diplopía
- Disartria
- Disestesia oral
- Disfagia
- Disfonía
- Disfunción eréctil
- Disfunción motora
- Disgeusia
- Dislexia
- Disnea de reposo
- Dispepsia
- Disquinesia
- Distensión abdominal
- Distonía
- Distrés cardiorrespiratorio
- Disuria
- Diverticulitis
- Dolor del pezón
- Dolor genital
- Dolor inguinal
- Dolor ovulación
- Dolor pulmonar
- Eczema
- Edema alérgico
- Edema conjuntival
- Edema de labio
- Edema de lengua
- Edema de mama
- Edema de médula ósea
- Edema del ojo
- Edema epiglótico
- Edema faríngeo
- Edema generalizado

- Edema laríngeo
- Edema palatino
- Edema palpebral
- Edema periférico
- Edema pulmonar
- Edema pulmonar agudo
- Encefalitis autoinmune
- Encefalitis límbica
- Encefalomielitis
- Encefalomielitis diseminada aguda
- Encefalopatía
- Encefalopatía autoinmune
- Enfermedad de Creutzfeldt--Jakob
- Enfermedad de Crohn
- Enfermedad de Graves
- Enfermedad de Hodgkin
- Enfermedad de Lyme
- Enfermedad de Parkinson
- Enfermedad de reflujo gastroesofágico
- Enfermedad pulmonar intersticial
- Enfermedad tipo gripal
- Eosinofilia
- Epilepsia
- Epilepsia petit mal
- Equimosis
- Eritema anular
- Eritema de la mucosa oral
- Eritema nudoso
- Eritema palmar
- Error de almacenamiento del producto
- Error de medicación
- Error de preparación de producto
- Eructos
- Erupción macular
- Erupción papular
- Esclerosis múltiple
- Espasmo anal
- Espasmo facial
- Espasmo vesical
- Espasticidad muscular
- Esquema de vacunación incompleto
- Estado confusional
- Estado consciencia alterado
- Estado de ánimo deprimido
- Estatus epiléptico
- Estereotipia
- Estomatitis
- Estornudos
- Estrabismo
- Estreñimiento
- Estupor
- Exposición durante el embarazo
- Exposición fetal durante el embarazo
- Exposición materna antes del embarazo
- Exposición materna durante el embarazo
- Exposición materna durante la lactancia
- Faringitis
- Faringoamigdalitis
- Fármaco ineficaz

- Fatiga mental
- Fatiga muscular
- Fatiga respiratoria
- Fenómeno de Raynaud
- Fibrinógeno en sangre elevado
- Fibromialgia
- Fibrosis pulmonar
- Fiebre amarilla
- Flatulencia
- Flebitis
- Fluctuación de la presión arterial
- Foliculitis
- Fotofobia
- Fotopsia
- Fracaso renal
- Fractura de cadera
- Fractura de húmero
- Frialdad periférica
- Galactorrea
- Garganta seca
- Gastritis
- Gastroenteritis
- Gestación anembrionaria
- Ginecomastia
- Gingivitis no infecciosa
- Glomerulonefritis
- Glositis
- Gota
- Habla desorganizada
- Hambre
- Heces anormales
- Hemangioma de la piel
- Hematemesis
- Hematoma en pared torácica
- Hematoma espontáneo
- Hematoma intraabdominal
- Hematoma mamario
- Hematoma muscular
- Hematoma ocular
- Hematoma palpebral
- Hematoma pulmonar
- Hematoma retroplacentario
- Hematoma subcutáneo
- Hematoquecia
- Hematuria
- Hemihipoestesia
- Hemiparesia
- Hemiplejia
- Hemoptisis
- Hemorragia de boca
- Hemorragia del tálamo
- Hemorragia del vítreo
- Hemorragia durante el embarazo
- Hemorragia en el ojo
- Hemorragia gingival
- Hemorragia hepática
- Hemorragia intraabdominal
- Hemorragia intracraneal
- Hemorragia pericárdica
- Hemorragia postmenopáusica
- Hemorragia rectal
- Hemorragia retroperitoneal
- Hemorragia subdural
- Hemorragia vaginal
- Hemorroides
- Hemorroides trombosadas
- Hepatitis aguda
- Hepatitis autoinmunitaria

- Hepatitis colestásica
- Hepatitis tóxica
- Hepatotoxicidad
- Herpes cutáneo diseminado
- Herpes genital
- Herpes nasal
- Herpes oftálmico
- Herpes oral
- Herpes zóster ótico
- Hidrocefalia
- Hinchazón articular
- Hinchazón circumoral
- Hinchazón de la boca
- Hinchazón de la mama
- Hinchazón de labio
- Hinchazón del párpado
- Hinchazón extensa del miembro vacunado
- Hinchazón gingival
- Hinchazón ocular
- Hinchazón palatina
- Hinchazón periférica
- Hinchazón testicular
- Hiperacusia
- Hiperbilirrubinemia
- Hiperemia conjuntival
- Hiperemia ocular
- Hiperfibrinogenemia
- Hiperglucemia
- Hiperhidrosis
- Hiperpigmentación de la piel
- Hiperreactividad bronquial
- Hipersecreción salival
- Hipersensibilidad
- Hipersensibilidad a fármaco
- Hipersomnia
- Hipertransaminasemia
- Hipertrofia de amígdalas
- Hiperventilación
- Hipoacusia
- Hipoestesia faríngea
- Hipoglicemia
- Hipotermia
- Hipotonía
- Ictericia
- Ictus cerebeloso
- Ictus embólico
- Ictus lacunar
- Ictus perinatal
- Ictus trombótico
- Ictus vertebrobasilar
- Ideación suicida
- Íleo paralítico
- Incapacidad para caminar
- Incontinencia anal
- Incontinencia urinaria
- Induración mamaria
- Inestabilidad hemodinámica
- Infarto cerebeloso
- Infarto esplénico
- Infarto hemorrágico
- Infarto lacunar
- Infarto ocular
- Infarto omental
- Infarto placentario
- Infarto pulmonar
- Infarto renal
- Infección de oído
- Infección por cándida
- Infección por hongos

- Infección vaginal
- Infiltración pulmonar
- Inflamación amígdala
- Inflamación del pezón
- Inflamación del tracto genital
- Inflamación faríngea
- Inflamación mamaria
- Inflamación ocular
- Inflamación pezón
- Influenza
- Inquietud
- Intento de suicidio
- Interacción medicamentosa
- Intercambio de vacunas
- Intolerancia a la temperatura
- Intolerancia ambiental idiopática
- Iridociclitis
- Irritabilidad
- Irritación de garganta
- Irritación de la piel
- Irritación ocular
- Isquemia cerebelosa
- Isquemia intestinal
- Isquemia medular espinal
- Isquemia periférica
- Isquemia retiniana
- Labilidad afectiva
- Lactancia insuficiente
- Laringitis
- Laringoespasmo
- Lengua hinchada
- Lengua saburral
- Lesión hepatocelular
- Letargia
- Leucemia mieloide aguda
- Leucopenia
- Linfadenitis mesentérica
- Linfangitis
- Linfohistiocitis hemofagocítica
- Linfoma angioinmunoblástico de células T
- Linfoma cutáneo de células B
- Linfoma cutáneo de células T
- Linfoma difuso de células B grandes
- Linfoma folicular
- Linfoma no Hodgkin
- Linfopenia
- Lipedema
- Livedo reticularis
- Lívido aumentada
- Lupus eritematoso isquémico
- Llanto
- Mácula
- Malestar epigastrio
- Malestar muscular
- Mareo con el esfuerzo
- Masa abdominal
- Masa axilar
- Masa cutánea
- Mastitis
- Melenas
- Meningioma
- Meningitis
- Meningitis aséptica
- Meningitis herpética
- Meningitis por herpes zóster
- Meningoencefalitis
- Meningoencefalitis herpética

- Menometrorragia
- Menopausia prematura
- Mialgia intercostal
- Miastenia grave
- Micción urgente
- Miedo
- Miedo a la enfermedad
- Miedo a morir
- Miedo al embarazo
- Mielopatía
- Migraña
- Migraña con aura
- Miositis
- Molestia
- Molestia oral
- Molestia vulvovaginal
- Molestias en miembros
- Monoparesia
- Movilidad de la articulación
- Movilidad disminuida
- Mutismo
- Narcolepsia
- Nasofaringitis
- Necrosis cortical renal
- Nefritis tubulointersticial
- Neoplasia benigna de mama
- Neoplasia cerebral
- Neoplasia de hueso
- Neoplasia de mama
- Neoplasia de vejiga
- Neoplasia maligna
- Neoplasia maligna de pulmón
- Neumonitis
- Neumotórax espontáneo
- Neuralgia del trigémino
- Neuralgia occipital
- Neuritis craneal
- Neuritis del trigémino
- Neuritis vestibular
- Neutropenia
- Niebla mental
- Nivel de consciencia disminuido
- Nivel hormonal anormal
- Nódulo
- Obstrucción linfática
- Obstrucción nasal
- Oclusión de arteria cerebral
- Oclusión venosa retiniana
- Ojo seco
- Olor anormal de la piel
- Orquitis
- Orzuelo
- Osteítis
- Osteoartritis
- Otitis externa
- Palidez
- Pancitopenia
- Pancitopenia autoinmune
- Paniculitis
- Parálisis bulbar
- Parálisis de cuerdas vocales
- Parálisis de la lengua
- Parálisis de la mirada
- Parálisis del III par craneal
- Parálisis del IV nervio
- Parálisis del VI par craneal
- Parálisis diafragmática
- Parálisis oculofacial
- Paraplejia
- Parosmia

- Parotiditis
- Pauta inadecuada de administración de producto
- Penfigoide
- Pensamiento anormal
- Pensamiento ilógico
- Pensamientos intrusivos
- Pérdida anormal de peso
- Pérdida auditiva
- Pérdida de consciencia
- Pérdida de sensibilidad
- Pérdida visual repentina
- Periartritis
- Pesadilla
- Peso disminuido
- Petequias
- Piel sensible
- Pielonefritis
- Pitiriasis rosada
- Pleuresía
- Polaquiuria
- Poliartritis
- Polidipsia
- Polimialgia reumática
- Polineuropatía
- Polineuropatía desmielinizante
- Poliuria
- Presbicia
- Presíncope
- Presión intraocular aumentada
- Problema de uso de producto
- Proteinuria
- Prurito alérgico
- Prurito labial
- Prurito lingual
- Prurito oral
- Prurito vulvovaginal
- Psoriasis
- Ptosis palpebral
- Púrpura
- Púrpura de Henoch-Schönlen
- Púrpura trombocitopénica
- Púrpura trombocitopénica trombótica
- Púrpura vascular
- Queilitis
- Quiste ovárico
- Quiste sinovial
- Rabdomiólisis
- Radiculitis braquial
- Radiculitis lumbar
- Reacción a la inmunización
- Reacción de fotosensibilidad
- Reacción de ira
- Reacción de pánico
- Reactivación de la cicatriz del bacilo de Calmette-Guerin
- Reactivación del herpes zóster
- Recidiva de esclerosis múltiple
- Recuento de neutrófilos disminuido
- Recuento de plaquetas disminuido
- Reflujo gástrico
- Resaca
- Resistencia a la insulina
- Respuesta terapéutica inesperada
- Retención de líquidos
- Rigidez de nuca

- Rigidez muscular
- Rigidez musculoesquelética
- Rinitis
- Rinorrea
- Rosácea
- Rubefacción
- Sabañones
- Saturación de oxígeno disminuida
- Sed
- Sensación anormal
- Sensación de ardor
- Sensación de ardor en la piel
- Sensación de cuerpo extraño
- Sensación de descarga eléctrica
- Sensación de embriaguez
- Sensación de frío
- Sensación de mucho calor
- Sensación de opresión
- Sensación de presión en la garganta
- Sequedad mucosa
- Sequedad nasal
- Sibilancia
- Síndrome coronario agudo
- Síndrome de disfunción multiorgánica
- Síndrome de fatiga crónica
- Síndrome de Gianotti-Crosti
- Síndrome de pierna inquieta
- Síndrome de respuesta inflamatoria sistémica
- Síndrome de taquicardia postural ortostática
- Síndrome del túnel carpiano
- Síndrome inflamatorio multisistémico en niños
- Síndrome mielodisplásico
- Síndrome nefrótico
- Síndrome piramidal
- Sinovitis
- Síntomas menopáusicos
- Sinusitis
- Sobredosis
- Somnolencia
- Sordera
- Sospecha de Covid-19
- Sudor frío
- Sudores nocturnos
- Sueño deficiente
- Sueños anormales
- Taquicardia paroxística
- Taquicardia postural ortostática
- Taquicardia sinusal
- Taquicardia supraventricular
- Temblor de reposo
- Temperatura corporal anormal
- Temperatura corporal disminuida
- Tendinitis
- Tensión
- Tensión arterial disminuida
- Tetania
- Tetraplejia
- Tic
- Tirantez muscular
- Tiroiditis aguda
- Tirotropina en sangre elevada
- Tolerancia al ejercicio disminuida

- Torpeza
- Tortícolis
- Tos productiva
- Traqueítis
- Trastorno alimentario
- Trastorno ansioso-depresivo
- Trastorno autoinmune
- Trastorno cognitivo
- Trastorno de comportamiento
- Trastorno de la lactancia
- Trastorno de pigmentación
- Trastorno del equilibrio
- Trastorno del gusto
- Trastorno del habla
- Trastorno del lenguaje
- Trastorno del movimiento
- Trastorno del oído
- Trastorno del ojo
- Trastorno del sistema inmunológico
- Trastorno del sueño
- Trastorno equilibrio
- Trastorno gástrico
- Trastorno gastrointestinal
- Trastorno respiratorio
- Trastorno tendinoso
- Trastorno vestibular
- Trismus
- Trombocitosis
- Trombosis aórtica
- Trombosis arteria cerebral
- Trombosis arteria retiniana
- Trombosis de la arteria carótida
- Trombosis de la arteria esplénica
- Trombosis de la arteria hepática
- Trombosis de la arteria pulmonar
- Trombosis de la vena esplénica
- Trombosis de la vena mesentérica
- Trombosis de la vena subclavia
- Trombosis de vena superficial
- Trombosis del seno transverso
- Trombosis del troco celíaco
- Trombosis en arteria periférica
- Trombosis venosa en miembro
- Trombosis venosa pélvica
- Troponina aumentada
- Ulcera aftosa
- Urgencia hipertensiva
- Urticaria crónica
- Uso medicamento fuera indicación
- Uveítis
- Vacunación errónea
- Varicoflebitis
- Vasodilatación
- Vena varicosa
- Venas aracniformes
- Vértigo posicional
- Vía de administración errónea de un producto
- Vitamina D disminuida
- Vitíligo
- Vómito acetonémico
- Vomito explosivo

Bibliografia

Ambrosio, Robert. (2022). *¿Muertes programadas con vacunas Covid-19? Estudio estadístico correlacional.* Disponible en: https://drive.google.com/file/d/1NcO0G2Asojk79iDZ98P-UvtWCN1uT9ZB/view

Andrés-Rodríguez N, Fornos-Pérez JA, Busto-Domínguez I, Mera-Gallego M, García-Domínguez P, Carrera-Pérez D, León Rodríguez L, Mera-Gallego I. & Acuña-Ferradanes. (2022). Efectos adversos de las vacunas frente al SARS-CoV-2 en farmacéuticos comunitarios de Pontevedra. *Farmacéuticos comunitarios, 14(3).*

Bautista, J, Peña P, Bonilla J, Cárdenes A, Ramírez L, Caballero E. (2021). Miocarditis aguda tras administración de vacuna BNT162b2. *Rev Esp Cardiol; 7* (9):802-814.

Blech, Jörg. (2005). *Los inventores de enfermedades. Cómo nos convierten en pacientes.* Barcelona: Ediciones Destino. Círculo de Lectores.

Bundgaard H, Bundgaard JS, Raaschou-Pedersen DET, von Buchwald C, Todsen T, Norsk JB, Pries-Heje MM, Vissing CR, Nielsen PB, Winsløw UC, Fogh K, Hasselbalch R, Kristensen JH, Ringgaard A, Porsborg Andersen M, Goecke NB, Trebbien R, Skovgaard K, Benfield T, Ullum H, Torp-Pedersen C, Iversen K. (2021). Effectiveness of Adding a Mask Recommendation to Other Public Health Measures to Prevent SARS-CoV-2 Infection in Danish Mask Wearers: A Randomized Controlled Trial. *Ann Intern Med,* 174(3):335-343.
Epub 2020 Nov 18. PMID: 33205991; PMCID: PMC7707213. https://doi.org/10.7326/m20-6817

Català, Victòria (2022). *La Teranyina dels conflictes d'interès farmacèutics i mèdics a Catalunya. Qui controla la salut dels catalans.* Barcelona. Llibres de l'Índex. Ediciones La Tempestad SL.

Corman Victor M, Olfert Landt, Marco Kaiser, Richard Molenkamp, Adam Meijer, Daniel KW Chu, Tobias Bleicker, Sebastian Brünink, Julia Schneider, Marie Luisa Schmidt, Daphne GJC Mulders, Bart L Haagmans, Bas van der Veer, Sharon van der Brink, Lisa Wijsman, Gabriel Goderski, Jean-Louis Romette, Joanna Ellis,Maria Zambon, Malik Peiris, Herman Goossens, Chantal Reusken, Marion PG Koopmans & Christian Drosten. (2020). Detection of 2019 novel coronavirus

(2019-nCoV) by real-time RT-PCR. *Euro Surveill, 25*(3) https://doi.org/10.2807/1560-7917.ES.2020.25.3.2000045

Costa Verger, Enric & García Blanca, Jesús. (2015). *Vacunas. Una reflexión crítica.* Barcelona. Ediciones I.

Cowan, Thomas S. & Sally Fallon Morell (2020). *The Contagion Myth. Why viruses (including "coronavirus" are not the cause of disease).* New York. Skyhorse Publishing.

Da Silva M, Haapala J, Vázquez-Benítez G, Vesco K, Daley M, Getahun D, Zerbo O, Naleway A, Nelson J, Williams J, Boyce T, Fuller C, Lipking H, Weintraub E & Kharbanda E. (2022). Evaluation of Acute Adverse Events after Covid-19 Vaccination during Pregnancy. *N ENGL J MED.* DOI: 10.1056/NEJMc2205276

Dionne A, Sperotto F, Chamberlain S, Baker AL, Powell AJ, Prakash A, Castellanos DA, Saleeb SF, de Ferranti SD, Newburger JW, Friedman KG. (2021). Association of Myocarditis With BNT162b2 Messenger RNA COVID-19 Vaccine in a Case Series of Children. *JAMA Cardiol.* 2021 Dec 1;6(12):1446-1450. doi: 10.1001/jamacardio.2021.3471. PMID: 34374740; PMCID: PMC8356143.

Fernández, J. (2023). *Estudios publicados en revistas científicas sobre los efectos de las vacunas de Arnm y el exceso de mortalidad.* (Recopilatorio de artículos de Periodistas por la Verdad). Disponible en: https://periodistasporlaverdad.com/libro-de-periodistas-por-la-verdad-estudios-publicados-en-revistas-cientificas-sobre-los-efectos-de-las-vacunas-de-arnm-y-el-exceso-de-mortalidad/

García-Azorín D, Lázaro E, Ezpeleta D, Lecumberri R, de la Cámara R, Castellanos M, Iñiguez C, Quiroga-González L, Elizondo G, Sancho-López A, Rayón P, Segovia E, Mejías C, Montero D. (2022). Síndrome de trombosis con trombocitopenia asociado a vacunas de adenovirus frente a la COVID-19: Epidemiología y presentación clínica de la serie española. *Neurología.* (in press). https://doi.org/10.1016/j.nrl.2022.04.010

García-Blanca, Jesús. (2009). *El rapto de Higea. Mecanismos de poder en el terreno de la salud y la enfermedad.* Barcelona: Virus Editorial.

Gérvas, J. & Pérez-Fernández M. (2013). *Sano y salvo (y libre de intervenciones médicas innecesarias).* Barcelona: Editorial Los libros de lince, S.L.

Gotzsche, P.C. (2014). *Medicamentos que matan y crimen organizado. Cómo las grandes farmacéuticas han corrompido el sistema de salud.* Barcelona: Los libros del Lince, s.l.

Gotzsche, P. C. (2016). *Psicofármacos que matan y denegación organizada.* Barcelona: Editorial Los libros del Lince S.L.

Guerrero, P. (2004). Revistas médicas y conflicto de intereses con la industria farmacéutica. *Rev Neurol, 38*, 1-2. https://doi.org/10.33588/rn.3801.2003537

Horton, Richard. (2015). Offline: What is medicine's 5 sigma? *The Lancet, 385*,1380. https://doi.org/10.1016/S0140-6736(15)60696-1

Howick J, Koletsi D, Ioannidis JPA, Madigan C, Pandis N, Loef M, Walach H, Sauer S, Kleijnen J, Seehra J, Johnson T, Schmidt S. (2022). Most healthcare interventions tested in Cochrane Reviews are not effective according to high quality evidence: a systematic review and meta-analysis. *J Clin Epidemiol.* 148:160-169. https://pubmed.ncbi.nlm.nih.gov/35447356/#:~:text=doi%3A%2010.1016/j.jclinepi.2022.04.017

Humphries & Bystrianyk. (2015). *Desvaneciendo ilusiones. Las enfermedades, las vacunas y la historia olvidada.* Barcelona. Ediciones Octaedro S.L.

Illich, Ivan. (1975). *Némesis Médica. La expropiación de la salud.* Barcelona: Barral Editores.

Ioannidis J.P.A. (2005). Why most published research findings are false. *PLoS Med 2* (8): e124. https://doi.org/10.1371/journal.pmed.0020124

Ioannidis J.P.A. (2014). How to Make More Published Research True. *PLoS Med 11* (10): e1001747. https://doi.org/10.1371/journal.pmed.1001747

Ioannidis J.P.A. (2016). Why Most Clinical Research Is Not Useful. *PLoS Med 13* (6): e1002049. https://doi.org/10.1371/journal.pmed.1002049

Ioannidis J.P.A. (2021). Infection fatality rate of COVID-19 inferred from-seroprevalence data. *Bull World Health Organ, 99*:19-33F. http://dx.doi.org/10.2471/BLT.20.265892

Jara, Miguel. (2007). *Traficantes de salud. Cómo nos venden medicamentos peligrosos con la enfermedad* (2a. Ed.). Barcelona: Icaria Editorial S.A.

Jara, Miguel. (2011). *Laboratorio de médicos. Viaje al interior de la medicina y la industria farmacéutica.* Barcelona: Ediciones Península.

Jefferson T, Del Mar CB, Dooley L, Ferroni E, Al-Ansary LA, Bawazeer GA, van Driel ML, Jones MA, Thorning S, Beller EM, Clark J, Hoffmann TC, Glasziou PP & Conly JM (2020). Physical interventions to interrupt or reduce the spread of respiratory viruses (Review). *Cochrane Library*. https://doi.org/10.1002%2F14651858.CD006207.pub5

Jiménez Huertas, Carme. (2019). *Estamos hechos de lenguaje. Descubriendo cómo se manipula el discurso con el lenguaje de la posverdad para impedir el discernimiento. Una propuesta para un acercamiento al lenguaje como un camino hacia la libertad, la salud y la conciencia.* Editorial: Las sandalias de mercurio.

Kennedy Jr. Rober F. (2021). Anthony Fauci Bill Gates Big Pharma. *Una guerra global contra la democracia y la salud pública.* Barcelona. Ediciones La Tempestad SL.

Kobayashi H, Fukuda S, Matsukawa R, Asakura Y, Kanno Y, Hatta T, Saito Y, Shimizu Y, Kawarasaki S, Kihara M, Kinoshita N, Umeda H, Noda T, Imamura T, Niskiota Y, Yamaguchi T, Hayashi S & Iguchi T. (2023). Risks of Myocarditis and Pericarditis Following Vaccination with SARS-CoV-2 mRNA Vaccines in Japan: An Analysis of Spontaneos Reports of Suspected Adverse Events. (2023). *Therapeutic Innovation & Regulatory Science, 57*:329-342. https://doi.org/10.1007/s43441-022-00466-1

Kolahchi Z, Hossein Khanmirzaei M, Mowla A. (2022). Acute ischemic stroke and vaccine-induced immune thrombotic thrombocytopenia post COVID-19 vaccination; a sistèmic review. *Journal of Neurological Sciences, 439*: 120327. https://doi.org/10.1016/j.jns.2022.120327

Laporte J.R. & Bosch M. (2012). Crisis y política de medicamentos. *Atención Primaria, 44* (6), 306-308. https://doi.org/10.1016/j.aprim.2012.03.006

Lazarou, J, Pomeranz B.H. & Corey P.N. (1998). Incidence of Adverse Drug Reactions in Hospitalized Patients. A Meta-analysis of Prospective Studies. *JAMA, 279* (15), 1200-1205. https://doi.org/10.1001/jama.279.15.1200

Leape L.L. (1994). Error in Medicine. *JAMA, 272* (23), 1851-1857. https://doi.org/10.1001/jama.1994.03520230061039

Lee K, Junkins E, Luo C, Chongliang L, Urooba F, Cox M, & Clancy K. (2022). Investigating trends in those who experience mens bleeding changes after SARS-CoV-2 vaccination. *Sci. Adv. 8*, eabm7201. DOI: 10.1126/sciadv.abm7201

Malhotra, Aseem. (2022). Curing the pandemic of misinformation on COVID-19 mRNA vaccines through real evidence-based medicine. Part 1. *Journal of Insulin Resistance,* Vol 5, No 1, a71. https://doi.org/10.4102/jir.v5i1.71

Malhotra, Aseem. (2022). Curing the pandemic of misinformation on COVID-19 mRNA vaccines through real evidence-based medicine. Part 2. *Journal of Insulin Resistance,* Vol 5, No 1, a72. https://doi.org/10.4102/jir.v5i1.72

Mansanguan S, Charunwatthana P, Piyaphanee W, Dechkhajorn W, Poolcharoen A, Mansanguan C. (2022). Cardiovascular Manifestation of the BNT162b2 mRNA COVID-19 Vaccine in Adolescents. *Tropical Medicine and Infectious Disease, 7,* 196. https://doi.org/10.3390/tropicalmed7080196

Massari M, Spila S, Morciano C, Spuri M, Marchione P, Felicetti P, Belleuci V, Romana F, Lazzaretti M, Ercolanoni M, Clagnan E, Bovo E, Trifirò G, Moretti U, Monaco G, Leoni O, Da Cas R, Petronzelli F, Tartaglia L, Mores N, Zanoni G, Rossi P, Samez S, Zapetti C, Marra R & Menniti F. (2022) Postmarketing active surveillance of miocarditis and pericarditis following vaccination with COVID-19 mRNA vaccines in persons aged 12 to 39 years in Italy: A mult-database, self-controlled case series study. *PLoS Med 19(7)*: e1004956. https://doi.org/10.1371/journal.pmed.1004056

Mckernan, Kevin EN: Palmer M & Gilthorpe J. (2023). *COVID-19 mRNA vaccines contain excessive quantities of bacterial DNA: evidence and implications.* Disponible en: https://doctors4covidethics.org/covid-19-mrna-vaccines-contain-excessive-quantities-of-bacterial-dna-evidence-and-implications/

Mendes-de-Almeida DP, Martins-Gonçalves R, Morato-Santos R, De Carvalho GAC, Martins SA, Palhinha L, Sandim V, Avvad-Portari E, Bozza FA, Monteiro RQ, Bozza PT, Kurtz P. (2021). Intracerebral hemorrhage associated with vaccine-induced thrombotic thrombocytopenia following ChAdOx1 nCOVID-19 vaccine in a pregnant woman. *Haematologica.* 2021 Nov 1;106(11):3025-3028. DOI: 10.3324/haematol.2021.279407 PMID: 34261297; PMCID: PMC8561298.

Moynihan R. & Smith R. (2002). Too much medicine? *BMJ, 324,* 859-860. https://doi.org/10.1136/bmj.324.7342.859

Moynihan R, Heath I. & Henry D. (2002). Selling sickness: the pharmaceutical industry and disease mongering. *BMJ, 324,* 886-891. https://doi.org/10.1136/bmj.324.7342.886

Moynihan, R. (2008). Doctors' education: the invisible influence of drug company sponsorship. *BMJ, 336,* 416-417. https://doi.org/10.1136/bmj.39496.430336.DB

Na Zhu, Dingyu Zhang, Wenling Wang, Xingwang Li, Bo Yang, Jingdong Song, Xian Zhao, Baoying Huang, Weifeng Shi, Roujian Lu, Peihua Niu, Faxian Zhan, Xuejun Ma, Dayan Wang, Wembo Xu, Guizhen Wu, George F Gao, & Wenjie Tan. (2020). A novel coronavirus from patients with Pneumonia in China, 2019. *NEJM, 382,* 727-733. doi/full/10.1056/NEJMoa2001017

Null G, Dean C, Feldman M. & Rasio D. (2005). Death by Medicine. *Journal of Orthomolecular Medicine, 20* (1), 21-34.

Olliaro, P. (2021). Covid-19 vaccine efficacy and effectiveness —the elefant (not) in the room. *The Lancet, 2* (7) 279-280. https://doi.org/10.1016/S2666-5247(21)00119-1

Onder G, Rezza G. & Brussaferro S. (2020). Case-Fatality Rate and Characteristics of Patients Dying in Relation to COVID-19 in Italy. *JAMA, 323*(18) 1775-1776. https://doi.org/10.1001/jama.2020.4683

Orwell, George. (1948). *1984.* Editorial Debolsillo.

Palmer, Michael, Bhakdi S, Desbois M, Hooker B, Rasnick D, Holland M. (2023). *mRNA Vaccine Toxicity.* Disponible en: https://doctors4covidethics.org/mRNA-vaccine-toxicity/

Pigem, Jordi (2022). *Pandemia y posverdad. La vida, la conciencia y la Cuarta Revolución Industrial.* Barcelona. Fragmenta editorial, S.L.U.

Pirmohamed M, James S, Meakin S, Green C, Scott A.K, Walley T.J, Farrar K, Park B.K & Breckenridge A.M. (2004). Adverse drug reactions as cause of admission to hospital: prospective analysis of 18 820 patients. *BMJ, 329,* 15-19. https://doi.org/10.1136/bmj.329.7456.15

Prat, Rita. (2023). COVID-19. *Sálvese quien pueda. De la mentida y el miedo a la verdad y el empoderamiento*. Barcelona. Ediciones La Tempestad, S.L.

Radden Keefe, Patrick. (2021). *L'Imperi del dolor. La historia secreta de la dinastia Sackler*. Catalunya. Edicions el Periscopi SLU

Rancourt D, Baudin M, Hickey J, Mercier J. (2023). *COVID-19 vaccine-associated mortality in the Southern Hemisphere*. Disponible en: https://denisrancourt.substack.com/p/covid-19-vaccine-associated-mortality

Salsone M, Signorelli C, Oldani A, Alberti VA, Castronovo V, Mazzitelli S, Minerva M, & Ferini-Strambi. (2023). NEURO-COVAX: An Italian Population-Based Study of Neurological Complications after COVID-19 Vaccinations. *Vaccines*, 11, 1621. https://doi.org/10.3390/vaccines11101621

Sandín, Máximo. (2006). *Pensando la evolución, pensando la vida. La biología más allá del darwinismo*. Murcia. Cauac Editorial Nativa.

Subirà, Josep M. (2021). *¿No fui yo! Descubre por qué la "COVID-19" no pudo ser responsible de la "PANDEMIA"*. España. Ediciones Bubok Publishing S.L.

Thacker, Paul D. (2021). Covid-19: Researcher blows the whistle on data integrity issues in Pfizer's vaccine trial. *BMJ, 375*: n2635. http://dx.doi.org/10.1136/bmj.n2635

Wong H, Tworkoski E, Zhou C, Hu M; Thompson D, Lufkin B, Do R, Feinberg L, Chillarige Y, Dimova R, Lloyd P, Forshee R, Kelman J, Shoaibi A & Anderson S. (2022). Surveillance of COVID-19 vaccine safety among elderly persons aged 65 years old. *Vaccine 41*: 532-539. https://doi.org/10.1016/j.vaccine.2022.11.069

www.ingramcontent.com/pod-product-compliance
Lightning Source LLC
LaVergne TN
LVHW041058150826
845673LV00007B/1831

* 9 7 8 8 4 7 9 4 8 2 0 7 7 *